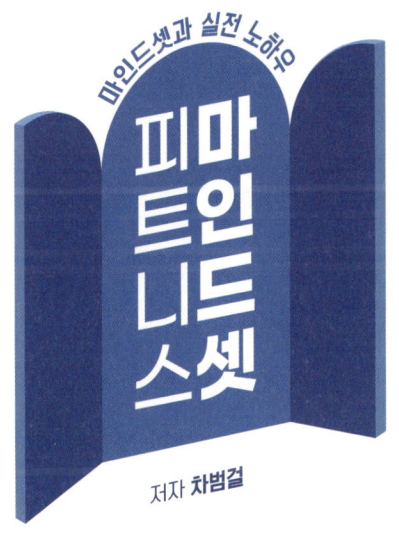

마인드셋과 실전 노하우

피트니스 마인드셋

저자 **차범걸**

초보에서 프로까지
흔들리는 모두를 위한 **생존 지침서**

비엠북스

이 책을 먼저 보신 분들의 **추 천 사**

" 결국 스킬셋보다 중요한 것은 마인드셋이다. "

피트니스 산업에 입문하는 초보 강사부터 프로 강사까지 모두가 어떤 철학과 관점으로 일을 해야 하는지 이 책은 명확히 말해주고 있습니다.

또한 이 마인드셋은 비단 피트니스인뿐만 아니라 모든 직업인들에게 올바른 성장의 방향을 제시합니다. 당신이 겪는 그 성장통, 이 책이 해결해 드립니다.

방향을 잘 잡아야 할 초보 강사부터 매너리즘에 빠지기 쉬운 N년차 강사까지, 이 책을 통해 스스로를 점검해 보시길 권합니다.

- (주) 버핏서울 대표 장민우

" 운동을 가르치는 것은 기본기 중 하나일 뿐이다. "

당신이 혹시 피트니스 강사라면 운동을 가르치는 것을 업무의 전부라고 생각하지 않는가? 절대 그렇지 않다. 그것은 그저 기본기 중 하나일 뿐이다. 허나 대부분은 이 사실을 깨닫지 못하고 있다.

회원들에게 진짜 중요한 것은 무엇일까? 회원들이 진짜로 원하는 것은 무엇일까? 피트니스 강사가 제공해야 할 서비스란 과연 무엇일까? 이 질문들의 답을 찾지 못한 강사는 결코 살아남지 못한다.

이에 대한 명확한 해답을 찾고 싶다면 반드시 일독을 권한다. 저자는 기본기 위에 쌓을 수 있는 중요한 핵심 역량들에 대해 상세히 설명해 주고 있다. 구체적인 사례도 함께 다루고 있어 현장에서 즉시 적용 가능한 방법들이 가득하다. 특히 처음 피트니스 강사를 시작하는 분들에게는 필수적인 지침서가 될 것이다.

책에서 나오는 내용대로만 실천하더라도 더 이상 초보 강사라는 말은 듣지 않을 것이다.

- (주) 좋은 습관 PT 대표 박창환

" 피트니스 업계의 14년 생존법칙을 한 권에 담아냈다. "

요즘 우리 업에 올바른 가치관에 대한 고민을 하고 있었던 차에 차범걸 대표님의 책을 읽고 깊은 영감과 실질적인 도움을 받았습니다. 이 책은 피트니스 업계의 14년 생존법칙을 한 권에 담아냈습니다.

제가 트레이너부터 경영자의 위치까지 성장하는 모든 직위와 직책의 순간에 이 책을 미리 읽고 역할 수행을 했더라면 좀 더 바른 역할 수행과 더 많은 이들에게 선한 영향력을 전할 수 있었을 것이라는 아쉬움이 강하게 남습니다.

부디 많은 분들이 이 책을 통해 더 바르고 빠르게 성장하는 확실한 교과서로 삼으시길 진심으로 추천합니다.

- (주) 헬스보이짐 전무이사 이익표

" 그 답답함, 그 혼란을 이 책이 단번에 해소해 줄 것이다. "

나 또한 초보 강사 시절이 있었고 10년차를 넘어 국가대표, 프로팀 트레이너를 거쳐 대학 강사 및 겸임 교수, 기업 강의 전문회사를 운영하는 대표로 활동하고 있지만 마인드셋은 언제나 도전적인 영역이다. 특히나 누구한테 물어보기도 어렵고 제대로 알려줄 수 있는 사람도 별로 없는 것이 현실이다.

아는 것을 실천하는 것이 가장 어렵긴 하겠지만, 무엇을 해야 할지 모를 때가 가장 힘들다. 그 답답함, 그 혼란을 이 책이 단번에 해소해 줄 것이다.

이때 이 책을 통해 단기, 중기, 장기 목표를 설정하고 수정 보완해 가면서 마인드셋과 목표 달성을 하는 데 분명한 방향성을 얻을 수 있을 것이다.

- 백형진 교수 **(Ph. D, DO, DN)**

" 단 한 권으로 피트니스 강사 10년의 시행착오를 건너뛸 수 있다. "

트레이너로 활동한 15년, 그리고 사업한 9년 동안 늘 고민해온 근본적인 질문들에 대한 명쾌한 해답을 이 책에서 만날 수 있었습니다. 단 한 권으로 피트니스 강사 10년의 시행착오를 건너뛸 수 있습니다.

강사의 성장을 단계별로 구체적으로 다룬 이 책은, 단순히 운동을 가르치는 것을 넘어 '멘토'로서의 역할을 고민하는 모든 강사들에게 꼭 필요한 실질적인 나침반이 될 것이라 확신합니다.

– (주) 비엠코퍼레이션 대표 **박주형**

" 이 책을 실천한다면 피트니스 현장에서의 전문성이 한 단계 도약할 것이다. "

피트니스 강사는 단순한 트레이너가 아닌, 회원의 인생에 진정한 변화를 이끄는 멘토입니다. 하지만 전문적 실력만큼 중요한 것이 바로 '마인드셋'입니다.

《피트니스 마인드셋》은 초보부터 프로까지, 성장할 수 있는 견고한 철학과 검증된 실전 전략을 제시합니다. 이 책은 강사의 역할을 재정의하며, 회원과의 신뢰 형성부터 효과적인 커뮤니케이션까지 현장의 핵심 요소들을 담아냈습니다.

학문적 연구와 현장 경험이 결합된 이 책은 단순한 기술서가 아닌, 강사로서의 정체성을 돌아보게 하는 필수 지침서입니다. 피트니스 업계에서 의미 있는 성장을 갈망하는 모든 강사들에게 강력히 추천합니다.

- 세종대학교 스포츠산업학과 김성언 교수 (Ph. D.)

PROLOGUE

스승이 없는 사람,
스승이 되어버린 이유

어릴 적 나는 위인전과 만화책을 즐겨 읽었다. **책 속 주인공에게는 언제나 지혜를 가르쳐주는 스승이 있었다. 그래서였을까. 나는 늘 스승을 갈구했다.** 내가 가는 길이 옳은지 그른지 조언해주고, 삶의 든든한 버팀목이 되어줄 그런 존재를 말이다.

하지만 시간이 흘러도 나는 그런 스승을 만나지 못했다. 그래서 누구보다 많은 실수와 후회를 하며, 흔들리는 마음을 스스로 다잡아가며 여기까지 올라왔다. **아직도 철없는 제자가 되고 싶지만, 이제는 스승의 역할을 해야 하는 순간들이 많아졌다.**

왕초보에게는 초보자의 말도 도움이 되듯, 나의 조언도 누군가에게 의미 있는 순간들이 늘어났다.

자연스럽게 이런 나라도 도움이 될 수 있다면, 나와 같이 스승이 없는 사람들을 위한 결심을 하게 되었다. 그들의 스승이 되어 보기로. 그것이 이 책의 시작이었다.

책을 쓰기로 결심한 후, 내가 과연 누군가의 스승이 될 자격이 있는지, 책을 쓸 만한 사람인지 끊임없이 자문했다. 특별한 마인드셋을 가졌다고 자부한 적도 없었고, 조언할 만한 위인도 아니며, 눈에 띄는 성공을 이룬 적도 없다고 생각했다.

그러나 본격적으로 집필을 시작하면서 관점을 전환했다. **'쓰지 말아야 할 이유'보다 '써야 할 이유'를 찾기로 말이다.** 평범한 내가 이 직업을 지속할 수 있었던 이유, 수많은 어려움 속에서도 포기하지 않았던 이유, 무엇보다 14년이라는 시간 동안 이 일을 한결같이 사랑한 이유가 나의 생각을 바꾸게 했다. 나라는 사람은 부족할지 몰라도, 내가 가진 마인드셋과 경험, 그리고 노하우가 누군가에게 의미 있는 도움이 될 수 있다는 확신을 갖게 되었다.

그렇게 책이 완성된 지금, 가장 큰 목표를 세웠다. **바로 내가 쓴 이 책이 나의 스승이 되어주는 것이다.** 수없이 흔들렸던 내가 언젠가 또다시 흔들리는 날, 초심을 일깨워줄 버팀목 같은 스승이 되어주길 바란다.

마인드셋은 나에게도 매우 중요한 버팀목이다. 오늘을 변화시켜줄 수 있는 비법이 되기도 하지만, 때로는 나약해지는 약점이 되기도 한다. 그래서 지속적으로 되새기며 굳건한 나의 축으로 세워야 한다는 것을 잘 알고 있다. 목표대로 이 책은 나의 스승이 되어 마인드셋을 되새기고 싶을 때마다 찾게 될 것이다.

다음 목표는 나처럼 흔들리는 모든 이들에게 도움이 되는 책이 되는 것이다. 한 사람이라도 더 많은 이에게 도움이 된다면 내 삶은 앞으로도 행복할 것이라 확신한다. 그리고 남에게 희망을 줄 수 있는 방법을 고민하다 떠오른 생각이 **'책 수익금 전액 기부'**다. 나는 운 좋게 이런 책을 쓸 기회를 얻었지만, 그런 기회를 얻지 못한 이들도 있을 것이다. 그들에게 작은 계기라도 만들어주고 싶었다. 이 결심을 하자마자, 순수한 내 목적이 왜곡되지 않도록 모든 수익금을 전액 기부하기로 했다.

앞서 말했듯 내가 설정한 목표는 책 출간으로 이미 이루어졌다. 이제 이 책은 나의 스승이 될 것이다. 다음 목표는 더욱 이타적이고 싶다. 진정으로 많은 사람에게 도움이 되고 싶기 때문이다. 사실 이는 22년 전 '기부재단을 만들겠다'는 나의 개인적 목표에서 시작된 것이기도 하다. 이렇게 14년이라는 짧지 않은 피트니스 강사 여정에 한 줄기 쉼표를 찍었다.

앞으로의 마침표가 언제, 어떻게 찍힐지는 솔직히 확신할 수 없다. 하지만 그 순간이 왔을 때 나의 인생은 더욱 의미 있을 것이라는 마음으로 이 책을 소개한다.

CONTENTS

PROLOGUE　스승이 없는 사람, 스승이 되어버린 이유　　10

PART 1 피트니스 강사 마인드셋

절이 문제일까? 중이 문제일까?　　19
「피트니스 평균 근속 1년 미만인 이유」

나는 왜 이 일을 하는가?　　24

PART 2 초보 강사 마인드셋

❶ 초보 강사가 흔들리지 않는 법
누구나 흔들릴 수 있다　　29
흔들림 속에서 피어나는 성장　　31
초심의 힘: 흔들리지 않는 강사 되는 법　　35
초보 강사라면 꼭 알아야 할, 열심히 말고 잘하는 법　　37
원하는 목표를 달성하는 비법　　39

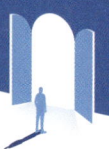

❷ 초보 강사 티 내지 않는 법

"선생님 이 일 한 지 얼마 안 됐죠?"   48
회원의 말 속에 숨은 SOS 신호 찾기   51
아무것도 하지 않으면 아무 일도 일어나지 않는다   56
당신의 수업이 지루하다는 적신호   59
프로가 되기 위한 3단계 프로그램 설계 가이드   65

❸ 앞으로도 이걸 모르면 평생 초보 강사

회원보다 내가 먼저여야 하는 이유   70
강사가 꼭 갖춰야 할 커뮤니케이션 전략   78
10년 차 강사도 '이게' 없다면   82
대체될 수 없는 전문가 되는 법   85

❹ 초보 강사라면 꼭 해 봐야 할 것들

누구든 할 수 있는 습관 형성법 3가지   90
후회없는 하루를 사는 비법   94
지역 내 매출 1등 센터에서 근무하라   98
스타 플레이어에 도전하라   102

❺ 10년 차 강사를 뛰어넘는 초보 강사의 마인드셋

회원님 말이 다 맞다   109
나부터 팔 수 있어야 한다   113
10년 차 강사도 뛰어넘을 수 있는 52분 수업   117
할 수 있는 게 없으니까 무엇이든 할 수 있다   120
청소부터 제대로   123

PART 3 N년 차 강사 마인드셋

❶ 내가 가는 이 길이 맞는 길인가
도망친 곳에 낙원은 없다	129
오늘 행동하지 않으면 내일도 다르지 않다	133
포기하는 것도 정답이다	135
마지막 결정은 하늘이 한다	138

❷ N년 차에게 주어지는 성장의 전환점
매너리즘을 성장으로 바꾸는 3가지	142
실력 없이 노하우만 쌓이는 이유	146
근성장을 넘어 뇌성장으로	151
싸우면 7일, 도망가면 40년	160
기회는 만드는 사람의 몫이다	163

❸ 모두를 스승으로 만드는 마인드셋
무능력한 상사는 최고의 스승이다	167
셋이 모이면 무조건 스승이 있다	171
스스로를 깨우는 10가지 질문	175
우물 안에서 벗어나라: 외부 강의 고르는 법	178
스승을 만나는 가장 쉬운 방법	184

❹ N년 차가 꼭 갖춰야 할 마인드셋
좋은 강사가 되기 전에 먼저 좋은 사람이 돼라	189
내 가치는 내가 만든다	191
세상에 나쁜 회원은 없다	193
트레이너가 트레이닝만 하면 망한다	196

PART 4 프로 강사 마인드셋

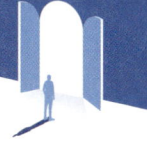

❶ 프로 강사로서 꼭 갖춰야 할 핵심 마인드셋

프로는 완급 조절로 승부한다	201
한 번 더 되돌아보라	204
스토리가 아닌 스토리텔링을 하라	209

❷ 끝까지 살아남는 프로 강사

강사 경력 14년, 나는 어떻게 살아남았는가?	215
끝까지 살아남는 방법	219
프로는 아낌없이 나눌 줄 안다	222
이제는 대표자로 거듭나라	225

EPILOGUE   끝이 아닌 시작   229

PART 1
피트니스 강사 마인드셋

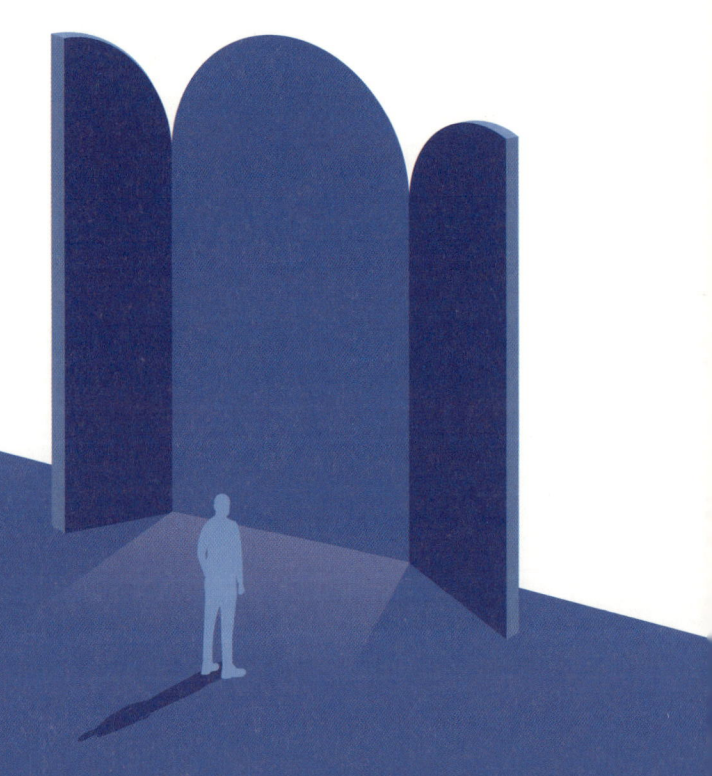

절이 문제일까?
중이 문제일까?

「피트니스 평균 근속 1년 미만인 이유」

어느 날, 피트니스 강사 채용을 위해 이력서를 검토하다가 흥미로운 공통점을 발견했다. **강사 대부분이 첫 근무지에서 1년 이상 근무하지 못했다는 점이다.** 처음에는 나조차도 그 이유를 깊이 생각하지 않았지만, 곰곰이 생각해보니 "왜 그럴까?", "왜 피트니스 시장에서의 평균 근속이 1년 미만일까?"라는 의문이 들었다.

그래서 이 문제를 더 깊이 들여다보기로 했다. **"절이 싫으면**

중이 떠나야지"라는 말처럼, 절이 문제인지, 중이 문제인지 고민해봐야 할 필요가 있었다.** 먼저 절, 즉 피트니스 센터의 문제를 살펴보기로 했다.

피트니스 센터의 가장 큰 문제는 불안정한 인력 고용 구조에 있다. 대부분의 피트니스 센터는 직원을 프리랜서 형태로 고용하며, 4대 보험을 제공하는 곳은 많지 않다. 이러한 고용 구조는 강사들에게 심리적 불안감을 심어줌과 동시에 쉽게 이직을 생각하게 한다. **직업이란 '생계를 유지하기 위해 지속적으로 종사하는 일'이어야 하지만, 프리랜서 형태의 고용은 근로자만큼 안정적이라 할 수 없다.**

이처럼 불안정한 구조는 강사들에게 미래에 대한 확신을 주지 못하며, 결국 이들이 자리를 지키지 못하게 만든다. 고용주로서도 무엇이 정답이라 할 수는 없지만, 불안정한 고용 구조는 직업의 본질을 흔들리게 한다는 것을 명심해야 한다.

불안정한 경영 구조도 문제다. 트레이너 시절 훌륭한 스타 플레이어 출신의 대표라도 경영에 대해 제대로 배우지 않았다면, 성공적인 센터 운영은 어려울 수밖에 없다. 특히 순수익 관리에서 문제가 발생하는 경우가 많다. 피트니스 센터는 고객에게 받은 수업료를 강사에게 지급해야 할 급여이자 '잠재적 부채'로 간주해야 한다.

그러나 일부 피트니스 센터 대표는 이를 '순수익'으로 착각하거나, 이를 간과한다. 이로 인해 수업료가 제때 지급되지 않거나, 잘못된 회계 관리 때문에 센터 운영이 어려워지는 경우가 많다.

이러한 문제는 매출 돌려막기로 이어지면서 센터는 상품 가격을 낮추고, 또다시 수익만을 쫓는 악순환에 빠지게 된다. 이 과정에서 강사들의 급여 지급이 지연되거나, 심지어 폐업으로 이어지기도 한다.

폐업이 정상적으로 이루어진다면 그나마 다행이지만, 현실은 그렇지 않은 경우가 많다. 일부 대표들은 책임을 회피하기 위해 '먹튀'와 같은 극단적인 선택을 하기도 한다. 이러한 비정상적인 상황은 강사들에게 큰 피해를 준다. 자신이 쏟은 노력과 시간이 한순간에 물거품이 되는 것이다. 강사들이 이러한 위험을 미리 알지 못하면 속수무책으로 당할 수밖에 없다.

그러니 강사들은 자신이 일할 센터의 고용 구조와 경영 상태를 꼼꼼히 살펴봐야 한다. 잠재적인 위험을 최소화하기 위해서다. 번거로워도, 내 일터의 기반이 경영적으로 얼마나 건강한지 알아보는 것은 필수다.

이러한 경영 악화 문제의 근본은 피트니스 시장자체가 진입 장벽이 낮기 때문이다. 예를 들어, 단순히 몸이 좋다는 이유로 하루아침에 회원에서 강사로 전환되는 일도 흔하다. 또는 3~6개월의 짧은 지도자 과정을 마치고 쉽게 강사가 되기도 한다.

낮은 진입 장벽은 시장의 경쟁력을 떨어뜨리고, 강사들이 오래 버티지 못하는 이유가 된다. 솔직히 말하자면, 누구나 조금의 시간과 노력만 투자하면 당신의 경쟁자가 될 수 있는 시장이다. 이런 현실에서 살아남으려면 자신만의 차별화된 경쟁력을 갖춰야 한다. 그렇지 않으면 언제든 대체될 수 있다는 것을 명심해야 한다.

이러한 문제들이 복합적으로 작용해 피트니스 시장에서 평균 근속 기간이 1년 미만이라는 결과를 낳는다.

절이 문제일까? 중이 문제일까? 생각해보면 절과 중을 아우르는 이 피트니스 시장과 문화자체가 문제이지 않을까 싶다.

하지만 어쩔 수 없는 현실이다. 갓 입문한 피트니스 강사가 이 시장의 근본적인 문제를 개선할 수는 없다. 기껏해야 악덕 대표를 겪었다면 빨리 벗어나는 게 올바른 문제 해결이다.

그래서 소크라테스가 "악법도 법이다"라고 했듯이, 피트니스 시장의 구조를 이해하고 그 안에서 자신을 보호해야 한다. 그리고 자신의 경쟁력을 키우고, 안정된 구조를 가진 센터에서 일할 수 있는 능력을 갖추어야 한다.

이 모든 과정에서 가장 중요한 것은 '마인드셋'이다. 이 시장의 문제를 회피하지 않고, 정면으로 마주하며 성장하려면 '마인드셋'이라는 굳건한 축이 필요하다. 이 마인드셋을 갖춘다면, 피트니스 시장은 언제나 당신의 편이 되어줄 것이다.

나는 왜
이 일을 하는가?

만약 피트니스 강사를 처음 시작한 때로 돌아간다면, 나는 스스로에게 가장 먼저 물을 것이다.

"나는 왜 이 일을 하는가?"

이 질문은 단순한 직업 선택을 넘어선다. 내 삶의 가치와 신념이 직업과 얼마나 맞닿아 있는지를 깊이 고민하게 한다. 직업이 단순한 생계 수단인지, 아니면 더 깊은 사명감과 개인적 만족을 주는 것인지 성찰하게 만든다. 이런 진중한 고찰이 담긴 직업적 선택은 그 자체로 남다른 무게와 가치를 지닌다.

어릴 적부터 나는 삶의 의미와 목적에 대해 생각했다. "나는 왜 태어났으며, 왜 여기에 존재하는가?"와 같은 질문들이 자아 성찰의 계기가 되었다. "너 자신을 알라"는 소크라테스의 말처럼, 나 자신을 향한 질문은 지금도 삶의 나침반이 되어주고 있다.

'나는 왜 이 일을 하는가?'라는 물음은 단순히 직업 선택의 이유를 묻는 것이 아니다. 내 삶의 지향점과 일의 방향이 일치하는지 성찰하기 위한 질문이다. 일이 자신의 가치관과 깊이 연결될수록, 업무의 어려움도 의미 있는 도전으로 받아들일 수 있다. 업무 스트레스에도 더욱 의연하게 대처하며 지치지 않을 수 있다.

강사로서 첫발을 내딛었을 때, 나는 끊임없이 자문했다. "왜 이 길을 선택했는가?", "내가 원하는 것은 무엇인가?", "어떤 강사가 되고 싶은가?" 정답은 없지만, 바람직한 직업은 생계 수단을 넘어 자아실현의 경로가 되어야 한다. 이런 관점에서 '나는 왜 이 일을 하는가?'라는 질문은 심오한 의미를 지닌다. 자신만의 경험과 신념에 기반한 답은 성장의 원동력이 되어준다.

의미 있는 강사의 삶은 쉽지 않은 만큼 가치가 있다. 회원들의 성장과 도전은 대체 불가능한 성취감을 준다. 소명 의식을 가진 강사는 단순한 운동 지도자를 넘어 회원들의 멘토이자 친구, 때로는 가족이 된다. 이런 관계 속에서 일의 진정한 가치를 발견하고 지속적인 성장 동력을 얻는다.

피트니스 강사라는 직업은 나의 삶을 풍요롭게 만드는 중요한 수단이다. 이를 통해 자신을 깊이 이해하고, 타인과의 관계 속에서 정체성을 다시 확인한다. **'나는 왜 이 일을 하는가?'라는 질문은 삶의 방향을 제시하는 나침반과 같다.** 이 질문으로 우리는 자신을 성찰하고, 삶과 직업에 대한 깊은 이해를 얻을 수 있다.

일에서 의미를 찾는 것이 어리석다고 생각할 수도 있다. 하지만 소명의식을 가진 이에게는 그리 중요하지 않다. 회원들과 함께 성장하며 삶을 풍요롭게 만드는 과정 자체가 의미 있기 때문이다.

이 글을 읽는 당신도 자문해보라. "나는 왜 이 일을 하는가?" 그 답을 통해 삶과 직업에 대한 깊은 이해를 얻고, 더욱 의미 있는 삶을 살아가기를 바란다. 그 시작은 단 한 마디의 질문으로부터 비롯된다.

PART 2

초보 강사 마인드셋

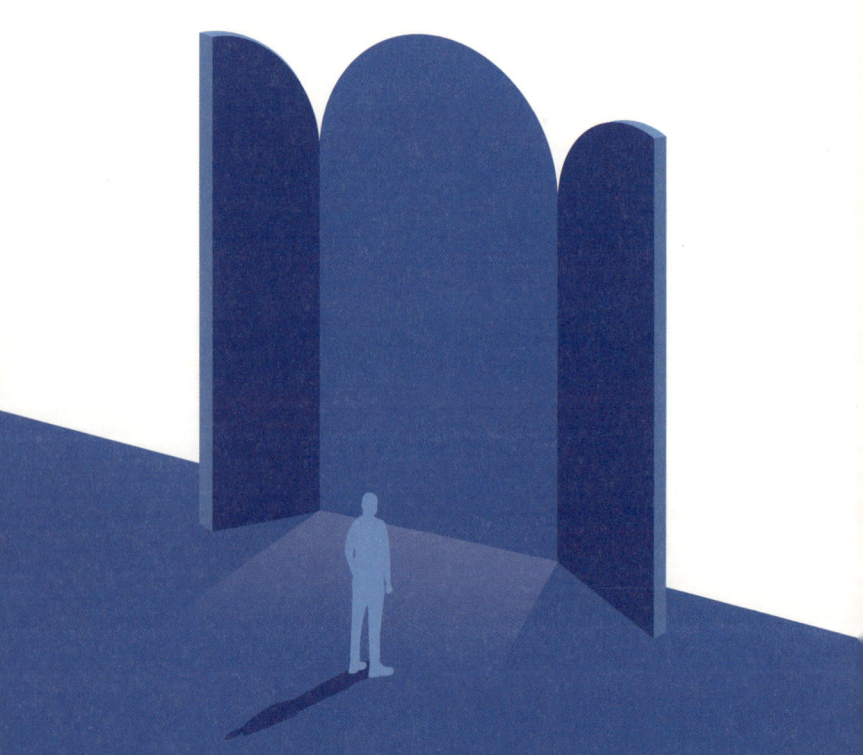

초보 강사가
흔들리지 않는 법

누구나 흔들릴 수 있다

주위 사람들은 모두 잘 살고 있는데 나만 유독 힘든 것처럼 느껴질 때가 있다. 그럴 때면 나는 거위를 떠올린다. **물 위에서는 평온해 보이지만, 물속에서는 쉼 없이 발길질을 하는 거위 말이다.** 잔잔한 호수를 유영하기 위해 거위는 끊임없이 움직인다. 우리도 마찬가지다. 겉으로는 평온해 보일지 몰라도, 그 속에서는 끊임없이 노력하고 있다.

"인생은 멀리서 보면 희극, 가까이서 보면 비극"이라는 찰리 채플린의 말처럼, 누구에게나 흔들림은 있다. 이는 상담을 통해 더욱 분명히 깨달았다.

유명 기업 대표부터 각 분야의 성공한 이들까지, 그들과 나눈 대화는 운동으로 시작해 삶의 이야기로 끝났다. 누가 봐도 성공한 사람들도 내면의 흔들림을 경험한다는 것을 보며, 삶에서 고통과 흔들림만큼은 모두에게 공평하다는 생각이 들었다.

고민 없는 사람은 본 적이 없다. 마인드셋을 주제로 글을 쓰는 나조차 끊임없이 흔들리며 살아간다. 하지만 이는 결코 부족해서가 아니다. 흔들림은 오히려 더 굳건해지는 과정이다. 내진 설계가 잘된 빌딩처럼, 또는 강풍에도 유연하게 흔들리며 제자리를 잡는 나무처럼 적절한 흔들림은 우리를 더 강하게 만든다.

삶의 과정에서 시련은 필연적으로 계속된다. 우리에게 필요한 건 이를 받아들일 수 있는 용기다. 영화 속 주인공이 시련을 통해 성장하듯, 우리도 문제를 맞닥뜨리는 용기를 통해 성장한다. 용기를 바탕으로 해결된 문제는 온전한 경험이 되어 또 다른 시련의 돌파구가 된다.

처음 회원을 맞이했던 순간을 떠올려보자. 목소리, 피드백, 시간 관리 등 모든 것이 부담이었다. 하지만 웨이트 트레이닝의 점진적 과부하 원리처럼, 더 큰 도전을 감당할 수 있게 되면 이전의 어려움은 가벼워진다. 이것이 시련에 맞서 도전한 이들에게 주어지는 보상이다.

"천 번은 흔들려야 어른이 된다"는 말처럼, 우리는 시련을 통해 성장하고 책임지는 법을 배운다. 흔들림을 두려워하지 말고 넘어설 용기와 현명함을 갖자. 어떤 선택을 하든 그 결과를 겸허히 받아들이며, 자신만의 답을 찾아가자. 인생의 정답은 다른 누구도 아닌 바로 자신만이 찾을 수 있다.

흔들림 속에서 피어나는 성장

피트니스 강사의 삶은 단순히 운동을 가르치는 것 이상이다. 회원들의 건강과 목표를 책임지는 동시에, 그들의 만족과 결과에 대한 무게도 고스란히 짊어져야 한다. 하지만 그 책임감이 때로는 무겁게 느껴져 흔들릴 수 있다. 그러나 **흔들림은 실패가 아니라, 성장으로 가는 과정이다.**

1. 환불 속에서 배우는 통찰

수업을 진행하던 회원이 갑작스럽게 환불을 요청한 적이 있다. "제가 원하는 방향과 다른 것 같아요"라는 말에 자책과 좌절이 몰려왔다. 하지만 멈춰서서 이유를 분석하고 상담을 통해 회원의 진짜 니즈를 파악했다. 문제는 내 실력 부족이 아닌, 수업 스타일과 회원의 기대가 맞지 않았던 것이었다. 이후 피드백을 반영해 커뮤니케이션 방식을 개선한 결과, 환불율은 크게 줄었고, 회원 만족도는 상승했다. 실패라고 느꼈던 순간이 나를 더 나은 강사로 만들어 주었다.

2. 대화에서 길을 찾다

OT 상담에서 실패하던 시절도 떠오른다. "좀 더 생각해 볼게요"라며 회원들이 떠날 때마다 자존감이 흔들리기도 했다. 하지만 문제를 분석하며 내가 대화보다는 강의하듯 상담을 진행하고 있었다는 사실을 깨달았다.

방식을 바꾸어 회원의 이야기를 더 경청하고 목표를 함께 설정하자, 상담 성공률이 크게 향상되었다. 소통이란 단순히 말을 잘하는 것이 아니라, 회원의 말속에 숨은 니즈를 읽어내는 것이다.

3. 결과보다 중요한 과정

회원의 결과가 예상보다 좋지 않을 때, 강사는 쉽게 자신을 탓하게 된다. 그러나 모든 결과를 책임질 수는 없다. 회원의 노력, 생활 습관, 환경 등 다양한 요소가 결과에 영향을 미친다. 중요한 것은 회원과 소통하며 문제를 분석하고 개선 방향을 함께 찾는 것이다. 과정에서 회원과 함께 성장하는 것이야말로 진정한 성과다.

4. 작은 불씨, 큰 변화

때로는 회원이 수업에 흥미를 잃은 모습을 보며 자괴감이 들기도 한다. 하지만 강사의 역할은 작은 성공 경험을 통해 회원이 운동의 즐거움을 느낄 수 있도록 돕는 것이다. 가벼운 목표를 설정하고 이를 격려하면, 작은 불씨가 큰 불길로 번지는 변화를 목격할 수 있다. 믿음과 격려가 회원의 변화를 이끄는 힘이다.

5. 비교를 넘어 자신만의 길로

강사로서 비교는 피할 수 없는 일이다. 성과 자체가 매출과 재등록처럼 숫자로 보이는 것들이기 때문이다. 그래서 가끔은 동료 강사가 앞서가는 모습을 보며 자신은 초라하게 느껴질 때도 있다.

하지만 자격지심에만 매몰되지 않는다면, 오히려 비교는 성장의 도구가 되고 선의의 경쟁을 만들기도 한다. 다른 강사의 강점을 배우고 이를 자신의 방식으로 활용하며, 나만의 스타일을 만들어 갔다. 비교는 나를 작게 만드는 것이 아니라, 더 크게 성장하게 하는 계기가 되었다.

6. 쉼이 주는 힘

강사도 때로는 멈출 필요가 있다. 번아웃이 찾아올 때는 잠시 멈추어 자신을 돌보는 시간을 가져야 한다. 이 시간은 자신을 재정비하고, 강사의 건강이 곧 회원의 건강으로 이어진다는 중요한 사실을 되새길 기회가 된다. 멈춤은 결코 실패가 아니다. 오히려 더 큰 도약을 위한 준비 과정이다.

흔들림은 누구에게나 찾아오는 법이다. 그러나 그 흔들림 속에서 우리는 배우고 성장한다. **흔들릴 때마다 스스로에게 물어보자. "나는 지금 무엇을 배울 수 있을까?" 흔들림 없는 성장은 없다.** 오히려 흔들릴수록 뿌리는 더 깊어지고, 우리는 더 단단해진다. 그러니 흔들림을 두려워하지 말고, 그 안에서 성장의 기회를 발견하길 바란다.

초심의 힘: 흔들리지 않는 강사 되는 법

강사 면접에서 항상 묻는 질문이 있다. "강사님은 왜 이 직업을 선택하셨나요?" 답변은 각기 다르다. "운동을 좋아해서 시작했고, 다른 사람들에게 운동을 가르치며 그 변화를 보는 게 좋았어요." "목 통증으로 필라테스를 시작했다가 호전되는 것을 경험하고 이 직업에 매료되었어요." 하지만 결국 이야기는 비슷한 맥락으로 수렴된다.

대부분의 강사들은 자신의 변화 경험과 타인의 변화를 이끌어내는 과정에서 오는 만족감을 직업 선택의 이유로 꼽았다. 그 기저에는 자신이 경험한 긍정적 변화를 나누고 싶은 마음이 깔려 있었다. 이런 이타성과 건설적인 태도가 내가 이 직업에 자부심을 느끼는 이유다.

하지만 현실은 녹록지 않다. 끊임없는 자기 관리와 학습, 회원 응대까지, 많은 강사들이 "이렇게 힘들 줄 알았으면 선택하지 않았을 것"이라고 말한다. 나도 인정한다. 피트니스 강사는 결코 쉬운 직업이 아니다. 그렇다면 연봉 1억이 넘는 상위 1% 강사들은 어떤 마인드셋을 가졌을까?

놀랍게도 그들의 직업 선택 이유는 다른 강사들과 크게 다르지 않았다. **차이가 있다면 그들은 초심을 잘 유지하고 있었다는 점이다.** 운동으로 삶이 변화하는 가치와 타인의 성장을 돕는 데서 오는 만족감, 그 처음의 마음을 잃지 않고 있었다.

방황은 할 수 있다. 다만 방향만 잃지 않으면 된다. 그 방향은 초심에서 나온다. **회원에게 변화를 주는 즐거움이 초심이었다면, 그에 걸맞은 실력을 쌓기 위해 꾸준히 노력해야 한다.** 운동을 통해 삶이 나아지는 변화를 만드는 것에서 만족을 얻었다면, 더 큰 동기부여를 줄 수 있도록 정진해야 한다.

쉽지 않기에 더욱 가치 있다. 타인의 삶을 긍정적으로 변화시킬 수 있다는 것, 그 변화를 직접 목격하고 피드백 받을 수 있다는 것은 대체 불가능한 가치다. 내가 더 노력할수록 회원들이 성장하는 것을 경험하는 일, 이것이야말로 우리 직업이 주는 진정한 행복이다.

초심은 우리를 지탱해 줄 가장 강력한 마인드셋이다. 이 행복하지만 어려운 길을 걷고 있는 모든 이에게 응원을 보낸다. 당연하고 뻔하기에 오히려 더 어려울 수 있다. 하지만 초심을 지니고 나아가는 당신, 자신감을 가지라. 당신은 이미 예전의 당신이 그

토록 원했던 훌륭한 직업을 가진 사람이니까.

초보 강사라면 꼭 알아야 할, 열심히 말고 잘하는 법

열심히 일하는 것은 모든 직업에서 중요하다. 하지만 **열심히만 하는 것으로는 부족하다.** 그래서 열심히만 하는 초보 강사들이 안타깝다. 나 역시 부끄럽지 않을 만큼 열심히 살아왔지만, 열심히 하는 것과 잘하는 것이 다른 영역임을 뒤늦게 깨달았다.

매일 밤 '오늘 하루도 열심히 살았는가?'라는 자문에 대부분 '그렇다'고 답할 수 있었다. 하지만 이 깨달음 후 질문을 '오늘 하루도 열심히 잘 살았는가?'로 바꾸었다. '잘'이라는 한 단어가 더해지자 긍정적 답변이 쉽지 않아졌다. 그러나 이는 더 나은 내일을 위한 동기가 되었다.

일을 '잘' 하기 위한 방법을 링컨의 말에서 찾을 수 있다. "나무를 베는 데 여덟 시간이 주어진다면, 여섯 시간은 도끼를 가는 데 쓰겠다." 무작정 노력하기보다 효율성을 높이는 것이 중요하다는 의미다.

파레토 법칙이 그 답이 되어주었다. 전체 결과의 80%는 20%의 원인에서 발생한다는 원리다. **이 법칙에 따라 나는 100% 열심히 하기보다 결과의 80%를 만들어낼 핵심 20%에 집중했다.** 이를 바탕으로 세 가지 실천 방안을 제시한다:

첫째, 우선순위를 정하라.

결과의 80%를 가져다줄 핵심 20%를 찾아 최우선 순위에 두어라. To-Do 리스트로 중요도를 구분하고, 핵심 업무에 집중하라.

둘째, 업무 집중 시간을 확보하라.

출퇴근 전후로 최소 30분이라도 방해 없이 업무에 몰두할 시간을 만들어라. 이는 선택이 아닌 필수다.

셋째, 기록을 습관화하라.

기억에만 의존하지 말고 모든 것을 기록하라. 회원의 운동 정보와 이슈를 정확히 기록하는 것만으로도 경쟁력이 생긴다.

이 방법들이 새롭거나 어렵지는 않다. 다만 바쁘다 보니 놓쳤을 뿐이다. 복잡하게 생각하지 말고 실천하자. 물론 이 방법들이 절대적이진 않다. 더 나은 방법이 있다면 과감히 바꾸어라. 업무에 치여 스스로의 한계를 설정하는 함정에 빠지지 말자. 단순한 접근 방식의 전환만으로도 많은 것이 달라질 수 있다. '열심히'만 하지 말고 '잘' 하는 강사가 되어보자. 우리는 모두 지금보다 더 잘해낼 수 있는 사람들이다.

원하는 목표를 달성하는 비법

앞선 장들을 통해서 기본적인 방향이 세워졌으리라 생각한다. 이제는 원하는 목표를 구체화 시키고 달성하기 위해 노력해야 할 순간이다. 그래서 지금부터 원하는 목표를 달성하는 비법을 3가지 순서로 알려주겠다.

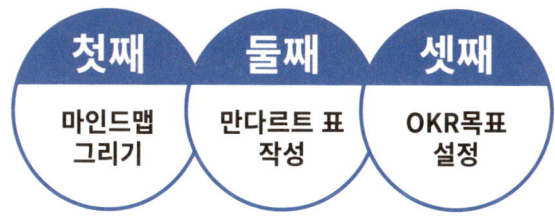

어렵지 않으니 원하는 목표 달성을 위해 지금부터 차근차근 따라오길 권한다.

첫 번째 비법은 마인드맵 그리기다.

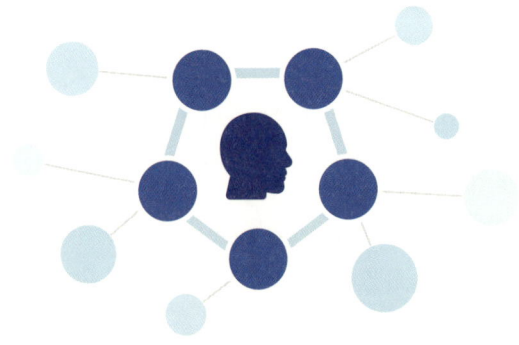

나는 이 방법을 20년째 즐겨 사용하고 있다. 누구나 쉽게 사용할 수 있으며, 흩어진 정보를 정리하고 단순화하는 데 큰 도움이 된다. 특히 자유롭게 작성할 수 있다는 점이 큰 장점이다. 하지만 자칫하면 오히려 산만해질 수 있으니, 자신을 탐구할 수 있는 15가지정도 질문을 제시한다. 이 질문들에 답하면서 자신만의 마인드맵을 만들어 보자.

01	나는 어떤 상황에서 가장 행복한가?
02	나의 장점과 강점은 무엇인가?
03	개선하고 싶은 나의 약점은 무엇인가?
04	내가 달성하고 싶은 단기 목표와 장기 목표는 무엇인가?
05	내가 가진 열정이나 관심사는 무엇인가?
06	나의 인생에서 중요한 사람들은 누구인가?
07	내가 이루고 싶은 변화는 무엇인가?
08	내가 가지고 있는 자원(시간, 돈, 기술 등)은 무엇인가?
09	내가 직면한 도전과 장애물은 무엇인가?
10	내가 가장 중요하게 생각하는 것은 무엇인가?
11	내가 알고 싶은 것은 무엇인가?
12	내가 해결하고자 하는 문제는 무엇인가?
13	내가 인생에서 가장 인상 깊은 경험은 무엇인가?
14	내가 배우고 싶은 새로운 기술은 무엇인가?
15	내가 요즘 흥미를 갖고 있는 것은 무엇인가?

15가지 질문은 절대적인 기준이 아니다. 답변을 해나가면서 나를 기준으로 가지를 뻗어 나가면 된다. 이런 질문들은 자신의 생각과 아이디어를 조직화하는 데 큰 도움을 줄 것이다. 그럴 때 마인드맵은 단순한 생각 정리를 넘어 복잡한 아이디어와 계획을 시각적으로 탐색하고 발전시킬 수 있는 강력한 수단이 된다.

두 번째 방법은 만다라트 표 작성이다.

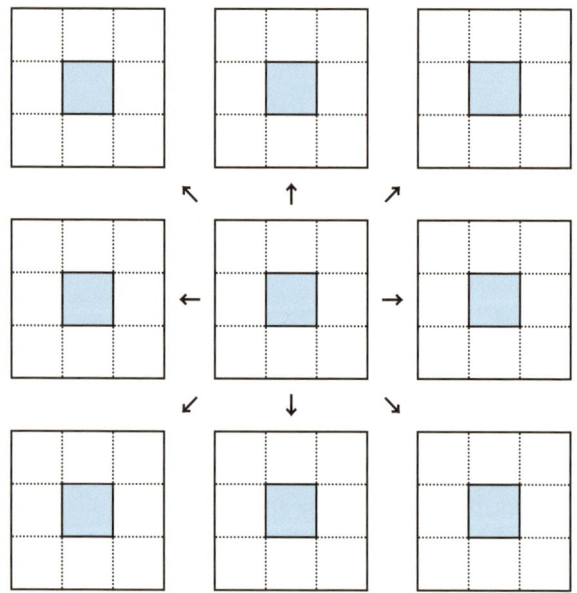

일본의 야구 선수 오타니 쇼헤이가 감독의 권유로 고등학교 1학년 때 작성했다고 알려져 유명해진 목표 달성법이다. 오타니의 만다라트 표에서 가장 인상 깊은 점은 세부 목표에 '인간성'과 '운' 같은 무형의 가치를 포함한 것이다.

단순한 성과 추구를 넘어, 삶의 태도와 인간적 성장에 대한 근본적인 고민을 담고 있다. 오타니의 사례에서 볼 수 있듯, 만다라트 표는 단순한 목표 설정을 넘어서 우리가 추구해야 할 삶의 가치와 태도에 대해 깊이 고민해 볼 기회를 제공한다.

마인드맵을 참고해 만다라트 표를 작성할 때는 이렇게 해보자.

1. 마인드 맵에서 가장 중요하게 생각하는 목표를 만다라트 표의 중앙 칸에 배치한다.

2. 해당 목표를 기준으로 만다라트 표의 8개 칸에 할당할 주요 분야를 마인드 맵에서 찾아 나누어 기록한다.

3. 주요 분야별로 구체적인 세부 목표를 설정한다. 이 목표들은 중앙의 원하는 목표 달성을 위한 구체적인 단계가 된다.

4. 각 세부 목표에는 실행 가능한 계획을 작성한다. 실제로 어떤 행동을 취할 것인지 그 방법을 구체화하는 단계이다.

마인드맵에서 얻은 아이디어와 정보를 토대로 만다라트 표를 작성하면, 목표를 더욱 구체적이고 체계적으로 분류할 수 있다. 이를 통해 각 목표 간의 연관성을 파악하고, 실행 계획을 명확하게 수립할 수 있다.

세 번째는 'OKR(Objectives and Key Results)' 설정이다.

기업 구글의 목표 설정 방식으로 유명한 OKR은 목표를 명확히 하고 달성하는 데 큰 도움을 주는데, 생각보다 단순하고 명료하다. 'O(목표)'와 'KR(핵심 결과)'. 딱 두 가지만 기억하면 된다.

> **O(목표)는** '원하는 목표가 무엇인가?'
> **KR(핵심 결과)는** '목표가 달성되었음을 어떻게 알 수 있는가?'

만다라트 표를 OKR로 옮길 때는 다음과 같이 해 보자. **Objective**(목표)를 정의하기 위해 만다라트 표의 중앙에 위치한 궁극적인 목표를 확인한다. 이때 중요한 것은 꼭 동기부여형 문장으로 '가슴을 뛰게 하는 문장'을 적어야 한다는 것이다.

다음은 **Key Results**(핵심 결과)를 설정한다. 목표 달성을 확인할 수 있는 지표를 설정하는데, 이때 구체적인 숫자와 데이터로 지표화할 수 있어야 한다.

초보 강사 예시를 들어보자.

목표	핵심 결과
Objective	Key Results
우리 지역 최고의 스타 플레이어 되기	• 6개월간 재등록률 90% 이상 만들기 • 6개월간 월 평균 매출 1,000만원 달성하기 • 6개월간 월 평균 수업 200개 진행하기

목표 달성을 위해 세부 계획을 1개월, 3개월 단위로 설정하고 꾸준히 모니터링하며 관리할 수 있다. 처음에는 단기 목표로 시작하여 점진적으로 확장하는 것이 바람직하다.

세 가지 목표 달성법의 핵심을 정리하면 다음과 같다.

01 마인드맵은 꿈꾸는 목표를 시각화하며 창의적 사고를 자극한다.

원하는 목표를 발견하고 구체화하는 첫 단계가 된다.

02 만다라트 표는 발견된 목표를 구체적이고 실행 가능한 계획으로 발전시킨다.

각 단계가 최종 목표에 어떻게 기여하는지 보여주는 로드맵 역할을 한다.

03 OKR은 '원하는' 목표를 넘어 '이루고 싶은' 목표를 설정하고 달성 과정을 모니터링하며 평가할 수 있는 체계다.

동기부여를 강화하고 성장에 대한 성취감을 높인다.

이 방법들을 통합적으로 활용하면, 진정으로 내면에서 우러나오는 열정적인 목표를 발견하고, 이를 현실로 만들어줄 구체적이고 체계적인 계획을 수립할 수 있다.

더불어 OKR을 통해 성과를 관리하고 평가하여 목표 달성의 일관성을 유지할 수 있다. 열정과 가치에 기반한 목표 설정은 달성 가능성을 높이고 성장의 토대를 마련한다. 방향성에 대해 고민하고 있다면, 이 세 가지 방법을 반드시 시도해보기를 권한다.

> **실패하면 실망할 수도 있지만,
> 시도조차 하지 않으면 파멸할 수도 있다.**
>
> You may be disappointed if you fail,
> but you are doomed if you don't try
>
> - 베벌리 실즈 (Beverly Sills)

초보 강사 티 내지 않는 법

"선생님 이 일 한 지 얼마 안 됐죠?"

초보 강사들은 '초보'로 보이는 것을 꺼린다. 이는 능력이나 실력의 문제가 아닌, 자신의 노력이 평가절하되는 것을 원치 않기 때문이다. '초보'라는 꼬리표가 전문성 부족으로 비춰질까 우려하는 것이다.

한 초보 강사가 들려준 고민이 있다. 준비한 수업 방향과 달리 프로그램이 계속 변경되고 말이 꼬이자, 회원이 "선생님, 이 일한 지 얼마 안 됐죠?"라고 물었다고 한다. 당황한 나머지 자격증 취득 기간이나 학창 시절 이야기를 늘어놓았다며, 앞으로 그 회원을 어떻게 마주해야 할지 모르겠다고 했다.

나는 "좋은 기회네요! 지금부터 더욱 탄탄하게 실력을 쌓아가면 됩니다"라고 조언했다. 물론 그런 질문이 나오지 않도록 미리 준비하는 것이 최선이지만, 이미 받은 질문이라면 부정하기보다 인정하고 더 철저히 준비해야 한다.

우선 회원의 현 상황과 운동 목적을 다시 파악해야 한다. 그런 질문이 나왔다는 건 수업이나 지도 방향에서 부족함을 느꼈다는 의미다. 회원의 상황과 목적을 재점검하고, 이해하기 쉬운 목표 아래 수업을 재구성해야 한다. 필요한 지식이 부족하다면 동료 강사의 도움을 받거나 교육을 듣는 등 다양한 방법을 찾아야 한다.

정기적인 수업 피드백도 필수다. 피드백으로 고객의 불만을 사전에 파악하고 대비할 수 있다. 유비무환! 준비된 강사는 걱정 대신 자신감을 갖게 된다. 회원들은 부족함을 인정하고 개선하려 노력하는 초보 강사를 더 높이 평가한다. "나에게 맞춰 방법을 찾아왔네? 이 사람은 답을 찾아오는구나." 이런 반응을 이끌어낸다면 큰 신뢰를 얻을 수 있다.

모두가 처음은 올챙이였다. 경험은 시간이 쌓여야 얻을 수 있다. 앞서 언급한 초보 강사는 그 순간을 회피하지 않고 본질적 문제 해결의 기회로 삼아 스타 플레이어로 성장했다.

뜻이 있는 곳에 길이 있다. 본질은 변하지 않는 만큼 더 공들여 쌓아야 한다. 초보라서 부끄러울 필요 없다. 초보인데도 노력하지 않는 것이 부끄러운 일이다. 초보의 미숙함이 드러나는 순간은 기회다. 직접 마주하고 넘어서면 모든 순간이 성장의 발판이 된다. 초보라는 위치는 제한이 아닌 무한한 성장의 기회다.

열린 마음과 배움의 자세를 가진 초보 강사는 누구보다 매력적이다. 시간 속에 올챙이는 결국 개구리가 된다. 지금의 모든 경험과 실수는 성장의 귀중한 자산이다. 그러니 부끄럽지 않은 초보를 보내라. 그 끝에 본질을 갖춘 그대를 마주하게 될 것이다.

회원의 말 속에 숨은 SOS 신호 찾기

직장 생활을 하다 보면 "이번엔 진짜 회사 그만둘 거야"라고 입버릇처럼 말하는 직원들이 있다. 그런데 흥미롭게도 이런 사람들은 오히려 쉽게 퇴사하지 않는다. 반대로 묵묵히 일하던 직원이 어느 날 갑자기 평온한 표정을 보이면, 그것이 퇴사의 신호인 경우가 많다.

회원들도 이와 비슷하게 자신의 문제나 감정을 우회적으로 표현한다.

그래서 강사는 이러한 표현 뒤에 숨은 진짜 의미를 예리하게 포착하고 적절히 대응하는 센스가 필요하다. 회원들의 'SOS 신호'를 놓치지 않아야 한다는 뜻이다. 미묘한 감정 변화나 무심코 던진 말 속에 담긴 진의를 정확히 이해하고 대처하는 것이 중요하다.

회원들이 자주 보내는 대표적인 SOS 신호와 이에 대한 효과적인 대처 방법을 살펴보자.

Q "컨디션이 좋지 않은데 운동해도 될까요?"

이럴 경우 회원은 신체적, 건강적, 심리적 문제를 동시에 겪고 있을 가능성이 높다. 심층적인 대화를 통해 회원의 구체적인 상태를 파악해야 한다. 증상이 지속된다면 운동을 중단하고 의료 전문가의 진단을 받도록 권장한다. 운동을 진행한다면 저강도 운동이 적절하며, 회원의 상태를 지속적으로 점검해야 한다.

Q "올바른 자세로 운동하고 있는지 모르겠어요."

회원은 운동 수행 중 올바른 자세의 중요성을 알고 있지만, 스스로 올바른 자세를 파악하지 못해 부상을 당할까 걱정하고 있다. 이때 강사는 중요한 한 가지 포인트를 알려주는 것이 핵심이다. 너무 많은 정보를 제공하면 혼란만 야기하므로, 간결하고 명확한 지침을 제시해 회원이 스스로 인지하고 개선할 수 있도록 도와주어야 한다.

Q "운동하면서 컨디션이 더 떨어지는 것 같아요."

회원이 운동 후 신체적 피로나 스트레스를 경험하고 있다면, 특히 초보자일수록 이는 흔한 일이다. 강사는 회원의 운동 빈도와 강도를 점검하고 필요하면 운동 계획을 조정해야 한다. 또한, 충분한 휴식과 영양 섭취의 중요성을 안내하며 회복을 위한 전략을 세워야 한다.

Q "요즘 너무 스트레스가 많아 운동에 집중이 안 돼요."

스트레스는 운동 수행 능력에 직접적인 영향을 미친다. 강사는 회원이 성취감을 느낄 수 있도록 평소보다 낮은 목표를 설정하고, 단순하면서 부담 없는 프로그램을 제공하는 것이 중요하다. 또한, 수업 전후로 요가, 스트레칭, 가벼운 유산소 운동 등을 통해 심신의 긴장을 완화시켜주는 것도 효과적이다.

Q "이번 주는 정말 운동하기 싫어서 억지로 왔어요."

회원이 운동에 대한 동기를 잃었다면, 강사는 회원과 함께 운동 목표를 재설정하고 새로운 활동을 제안해야 한다. 동기 부여를 위한 간단한 보상 체계나 출석 이벤트를 활용할 수 있다. 회원이 수업에서 작은 성취감을 느낄 수 있도록 세심하게 프로그램을 설계하는 것이 중요하다.

Q "운동해도 효과를 전혀 못 느끼겠어요."

회원이 운동 결과에 실망하고 있다면, 운동 프로그램을 재설정해야 한다. 회원의 구체적인 목표에 맞춰 계획을 수정하고, 변화를 시각화하는 자료를 제공하라. 예를 들어, 체형 개선을 목표로 하는 회원에게는 부위별 사이즈 변화를 측정하고, 통증 완화를 원하는 회원에게는 통증 수치를 기록하는 방식이 효과적이다.

Q "오늘은 기운이 없어서 운동을 안 하고 싶어요."

회원이 일시적인 피로나 감정적인 어려움을 겪고 있다면, 강사는 먼저 회원의 이야기를 충분히 들어주는 것이 중요하다. 강도 높은 프로그램보다는 가벼운 스트레칭이나 산책 같은 활동을 제안하여 회원이 편안하고 안정된 상태를 유지할 수 있도록 돕는 것이 바람직하다.

Q "운동을 계속해야 할지 모르겠어요."

회원이 목표를 상실했거나 동기가 부족하다면, 강사는 다시 한 번 회원의 운동 목적을 탐구해야 한다. 장기적, 단기적 플랜을 통해 작은 성취감을 제공하고, 이를 통해 동기를 회복하도록 돕는다.

Q "저번 주보다 살이 더 쪘어요."

회원이 체중 증가로 실망했을 때, 강사는 먼저 회원의 감정을 공감하고 이를 계기로 생활 습관, 영양, 운동 등 종합적으로 점검해야 한다. 회원이 현실적이고 지속 가능한 목표를 세울 수 있도록 도와야 하며, 긍정적인 변화를 위한 계획을 함께 세우는 것이 중요하다.

회원들의 다양한 SOS 신호를 정확히 파악하는 것은 강사로서 중요한 역할이다. 적절한 대응을 통해 회원들의 운동 목표 달성을 돕는 것은 물론, 그들의 삶의 질까지 향상시킬 수 있다. 피트니스 강사는 단순히 운동을 지도하는 사람이 아니라, 회원과의 신뢰를 바탕으로 긍정적인 운동 경험을 만들어 내는 동반자다.

이러한 섬세한 관찰과 깊은 공감은 회원들의 삶에 긍정적인 변화를 가져올 수 있다. 나에게는 작은 배려와 노력이 누군가의 삶에 큰 변화를 가져올 수 있음을 잊지 말자. 이를 통해 강사로서 자긍심을 더욱 깊게 새기길 바란다.

아무것도 하지 않으면 아무 일도 일어나지 않는다

피트니스 시장은 결코 만만한 곳이 아니다. 초보 강사에게 이 시장은 때로는 전쟁터처럼 느껴질 수 있다. 그만큼 수많은 고민에 휩싸이게 된다. '이 수업 프로그램이 효과적일까?', '이 방법으로 진행하는 게 맞을까?', '나는 제대로 하고 있는 걸까?' 끝없는 질문들이 머릿속을 맴돈다. 이런 무한한 물음들이 발걸음을 묶어두고, 때로는 한 발자국도 앞으로 나아가지 못하게 만든다.

하지만 진정 중요한 것은 고민 속에 멈춰 서는 것이 아니라, 그 한 걸음을 내딛는 것이다.

시작이 반이다. 반을 차지할 만큼 시작이 중요하지만, 그만큼 어렵다는 뜻이기도 하다. 그래도 '천 리 길도 한 걸음부터' 라는 말도 있지 않은가.

아무리 큰 목표도 시작하지 않으면 도달할 수 없다. 그러니 생각을 정리하고, 실행 가능한 작은 행동을 시작하자. 여기서 중요한 것은 거창한 시작이 아니라, 작고 구체적인 한 걸음이다.

이럴 때 활용할 수 있는 도구가 바로 로직 트리(Logic Tree) 다. 로직 트리는 큰 목표를 세분화하여 더 작은 실행 계획으로 나누고, 이를 시각화하는 데 유용한 기법이다.

예를 들어, '회원 만족도 향상'이라는 목표를 설정한다면 이를 구체적인 단계로 나눈다. 첫 단계로 '회원 피드백 수집'을 목표로 삼고, 이를 실현하기 위한 세부 단계들을 마련한다.

예를 들면 다음과 같다 :

- 회원에게 설문지 보내기
- 수업 후 피드백 시간 마련하기
- 비포 & 애프터 사진을 활용해 피드백 요청하기

이처럼 실행 가능한 단계로 나누면, 막연했던 생각이 명확한 계획으로 바뀐다. 무엇보다 이런 과정은 시작을 더 쉽게 만들어 준다. **작은 성공이 큰 성취로 이어지고, 한 걸음을 내디뎠다면 다음 걸음은 훨씬 자연스러워질 것이다.**

아무것도 하지 않으면 아무 일도 일어나지 않는다. 고민이 많아 머뭇거리고 있다면 눈 딱 감고 무엇이든 시작해 보라.

그 고민이 실천으로 이어지지 않는다면, 그것은 단지 생각의 늪일 뿐이다. 칼을 뽑았다면 무라도 썰어야 하지 않겠는가. 당신의 목표를 향해 작은 행동이라도 시작한다면, 그것이 바로 앞으로 나아가는 첫걸음이 될 것이다.

목표를 달성하기 위해 다음을 실천해 보자.

01 | 명확한 목표 설정
- 큰 목표를 작은 실행 계획으로 나누어라
- 예시: '회원 만족도 향상'이라는 목표를 '회원 피드백 수집'과 같은 구체적 단계로 세분화

02 | 측정 가능한 결과 만들기
- 진행 상황을 확인할 수 있는 지표를 설정하라
- 예시: 설문지 응답 수나 피드백 세션의 빈도 등 데이터 기록

03 | 실행 후 검토 및 수정
- 실행 결과를 검토하고 개선점 파악
- 실패를 과정의 일부로 받아들이고 더 나은 방법 찾기

작은 보폭이라도 괜찮다. 중요한 것은 그 첫걸음이 결국 당신을 앞으로 나아가게 한다는 점이다. 생각은 뒤로 하고, 먼저 시작하라. 아무것도 하지 않으면, 어떤 일도 일어나지 않는다. 오

늘 당신의 첫걸음은 어떤 것이 될 것인가?

당신의 수업이 지루하다는 적신호

피트니스 강사로서 우리의 궁극적 목표는 회원들에게 운동을 통한 건강한 삶의 동기 부여와 긍정적 영향을 주는 것이다. 이때 의외로 핵심이 되는 요소가 바로 '지루하지 않은 수업'이다.

이를 조금 더 쉽게 이해하기 위해 '착한 남자' vs '나쁜 남자'형 수업으로 비유를 해보자:

1. 착한 남자형 수업:
- 장점: 안정적이고 예측 가능한 흐름으로 편안함 제공
- 단점: 익숙함이 지루함으로 이어질 수 있음

2. 나쁜 남자형 수업:
- 장점: 자신감 있고 예측 불가능한 방식으로 새로운 활력 제공
- 단점: 지속적인 새로움을 따라가기 어려울 수 있음

초보 강사들은 종종 검증된 강습법이나 성공 사례만을 답습하다 '착한 남자의 함정'에 빠지기 쉽다. 이제 수업이 지루해지고 있

다는 5가지 신호와 이에 대한 효과적인 대응 방법을 살펴보자.

첫째, 회원의 참여도가 떨어진다.

회원의 참여도가 떨어지는 건 수업이 충분히 매력적이지 않다는 신호다. 이를 극복하기 위해서는 쌍방향 소통을 강화하는 게 중요하다. 필요한 운동이라도 회원이 흥미를 느끼지 못한다면, 잠시 다른 방법을 모색하는 것이 좋다. 회원이 제대로 하지 않는다면 운동도 의미가 없기 때문이다. 회원과의 소통을 통해 회원이 하고 싶은 운동, 흥미를 끄는 운동으로 참여를 유도하는 게 더 큰 의미가 있다.

우선 참여를 유도하되, 필요한 운동을 그 사이에서 조금씩 늘려 가는 전략이 효과적이다. 이렇듯 일방적인 운동 처방이 아닌 소통을 통해 회원들이 수업에 더 관심을 가질 수 있도록 도와주는 것이 중요하다.

둘째, 회원이 운동 목표를 쉽게 포기한다.

운동에 대한 동기부여가 충분치 않다는 신호다. 강사는 운동의 이점과 목적을 명확히 설명해, 동기를 부여해야 한다. 우선 회원 개개인의 욕구와 목표를 정확히 파악해 맞춤형 조언과 격려를 제공해야 한다. 특정 운동이 어떻게 회원의 건강과 일상생활에 긍정적인 영향을 미칠 수 있는지 구체적인 예시를 들어 설명하는 등 회원이 운동에 대한 흥미와 관심을 느낄 수 있도록 돕는다.

또한, 작은 성공을 기념하고 칭찬하는 것도 중요하다. 회원이 작은 목표를 달성할 때마다 인정과 칭찬을 해 주면, 회원은 더 큰 목표에 필요한 자신감과 동기를 얻게 된다.

셋째, 회원이 수업 중에 시계를 자주 본다.

회원들이 수업 중 시계나 주변을 둘러보는 행동은 집중력이 분산되었다는 명확한 신호다. 이를 개선하기 위해서는 크게 두 가지 방법을 추천한다.

강약 조절과 흐름의 구성

- 기승전결이 있는 전체적인 수업 구조 설계
- 운동 강도의 적절한 변화로 지루함 방지
- 회원의 체력과 수준을 고려한 맞춤형 난이도 조절

흥미 요소 추가

- 도전적인 과제 제시로 회원의 참여 유도
- 새로운 동작 시도를 통한 호기심 자극
- 회원 간 선의의 경쟁 요소 도입

각 수업에 명확한 목표를 설정하고, 그 과정에서 회원들이 느낄 수 있는 성취감을 강조하는 것도 중요하다. 이런 전략적 접근을 통해 회원들은 시간 확인 대신 수업 내용 자체에 몰입하게 될 것이다.

넷째, 수업 후 피드백이 없다.

수업 후 피드백이 없는 경우는 수업에 대한 열정이나 관심이 부족하다는 신호다. 이 문제를 해결하기 위해서 강사는 수업이 끝나고 단 몇 분이라도 할애해 회원들에게 그날의 수업에 대해 피드백을 듣는 시간을 가져야 한다. 이 시간을 통해 회원들은 자신이 배운 점, 어려웠던 점, 또는 앞으로의 개선점을 자유롭게 표현할 수 있다. 더 나아가 수업 기간 도중 간단한 설문조사를 통해 회원들의 의견을 적극 수렴하는 모습을 비치는 게 중요하다. 이를 통해 회원들은 강사가 자신의 의견이 중요하게 생각하고 있다고 느끼게 된다. 여기에서 무엇보다 중요하고 우선되어야 할 것은 강사가 회원이 그런 점을 피력할 수 있도록 편안한 분위기를 만들어 주는 것이다. 나에게 귀 기울여 주는 강사가 있다면 얼마든지 수업에 열정과 관심을 가질 수 있을 것이다.

다섯째, 재등록률이 감소한다.

재등록률이 감소하는 건 수업이 회원들의 기대나 목표를 충족시키지 못했다는 성과지표일 가능성이 높다. 이러한 상황을 마주했을 때, 회피하지 말고 재등록률을 높이기 위해 적극적인 조치를 취하는 게 중요하다.

우선, 수업의 질부터 시작해 구성과 내용, 회원과의 소통 방법, 개인별 운동 프로그램, 동기 부여의 효과까지 모든 요소를 자세히 분석해 보아야 한다. 이때 강사는 자신의 강점과 약점을 솔직히 평가하고, 필요한 경우 동료 강사들로부터 피드백을 받거나 추가적인 교육을 듣는 것도 고려해야 한다. 회원들의 기대와 욕구를 정확히 파악하고 이에 부응하는 수업을 설계함으로써, 재등록률을 높이고 회원 만족도를 증진시킬 수 있다. 강사 자신의 변화와 성장이 수업의 품질을 개선하고 회원들의 신뢰를 얻는 가장 확실한 방법이다.

강사는 누구보다 빠르게 고객이 수업에 대하여 지루함을 느끼는 것을 눈치채야 한다. 착한 남자와 나쁜 남자의 이분법적 선택이 아닌, 상황에 맞는 적절한 대응이 필요하다. 이런 유연한 접근을 통해 수업의 질은 극대화되고, 회원들의 만족도는 자연스럽게 높아질 것이다.

초보 강사티를 벗어나기 위해서는 수업의 지루함을 방지하는 지속적인 노력이 필수다. 현재에 안주하기보다는 끊임없는 변화와 혁신을 통해 수업 방식을 개선해 나가야 한다. 이러한 진지한 고민과 노력이 초보 강사를 전문가로 성장시키는 원동력이 될 것이다.

프로가 되기 위한
3단계 프로그램 설계 가이드

초보 강사들이 많이 고민하는 것 중 하나는 운동 프로그램을 어떻게 설계할 것인가이다. 이는 초보 강사와 N년 차 강사의 노하우 차이가 확연히 나타나는 부분이기도 하다. 그래서 초보 강사티를 내지 않기 위해서는 특히 신경 써야 하는 주제이기도 하다.

그렇다면 모두에게 통하는 좋은 프로그램이 있을까? 물론 그런 것은 없다. 사람마다 살아온 과정부터 습관, 목표까지 제각기 다르기 때문이다. 다만 나만의 비법을 추천해 줄 수는 있다. 지금부터 프로로 나아갈 수 있는 3단계 프로그램 설계 가이드를 소개한다.

STEP 1 : O와 X

○(할 수 있는 운동)와 ×(할 수 없는 운동)를 분류하는 것이다.

예를 들어, 고관절이 불편한 회원이 다이어트를 희망한다고 하자. 1차원적으로 접근하자면 회원에게 고관절 관련 운동을 제외하고 운동을 시킨다. 이것이 ○와 X의 개념이다. 좀 더 고차원적으로 접근하려면 고관절이 어떻게 안 좋은지를 평가해 고관절 운동군을 재분류하여 X(할 수 없는 운동)를 줄여 나가야 한다.

이때 강사는 스포츠 의학적 평가를 할 수 있는 실력이 필요하다. 또한, 회원의 운동 희망 목적인 다이어트를 잊어서는 안 된다. 강사는 이에 맞춰 고관절에 무리 가는 운동을 배제하고 할 수 있는 운동 프로그램을 제시할 수 있어야 한다.

첫 번째 단계에서 가장 중요한 것은 ○와 X를 정확히 분류하는 것이다. 이것만으로 나는 최소 반은 간다라고 생각한다. 회원이 아프다고 표현했음에도 불구하고 "참고 할 수 있어야 한다." 라든지 "원래 아플 수 있어요"라 말하고 넘어가서는 안된다.

당연한 이야기지만 그렇게 운동을 강행해 문제를 악화시키는 강사도 적지 않기 때문에, ○와 X를 잘 분류하는 것은 가장 우선되어야 한다.

STEP 2 : ◎와 ○

2단계부터는 더욱 고도화된 실력이 필요하다. 이를 해낼 수 있다면 강사 실력도를 보았을때, 10~30%이지 않을까 싶다. 앞서 ○였던 운동 중에서 회원에게 꼭 필요한 운동(◎)을 선별하고, 할 수 없는 운동(X)을 할 수 있게 만드는 운동 프로그램을 구성하는 것이다.

앞선 예를 이어 고관절이 아픈 회원에게 맞춰 고관절 개선 운동 프로그램을 구성해 고관절 통증을 개선한다. 또 다이어트 목표에 맞춰 다관절 운동과 유산소 운동 프로그램으로 점진적으로 실시 할 수 있다면 성공적이다.

이때 고관절 통증으로 못했던 운동(X)을 할 수 있게 만들고(O), 고관절 통증 개선과 유산소 운동이 결합된 운동 프로그램은 꼭 필요한 운동(◎)로 선별된다.

2단계부터는 실력과 강사의 노하우가 중요할 수 밖에 없다. 하지만 초보 강사도 충분한 준비만 한다면 이 단계까지 도전할 수 있다.

STEP 3 : 1 - 2 - 3

마지막 3단계에 도달하면 회원도 할 수 있는 운동 군이 다양해진다. 1,2단계를 통해 운동 시 고려해야 할 상황이 줄어들었다. **이때 피트니스 강사는 회원의 운동 목적에 알맞게 단계별(1-2-3)로 프로그램을 구성하는 것이 가장 중요하다.**

운동 프로그래밍에서는 업(프로그레션)과 다운(리그레션)을 신중히 고려해야 한다.

1 점진적 과부하 적용
- 맨몸 운동에서 시작
- 점진적인 무게 부하 증가
- 회원의 수준에 맞는 단계적 난이도 조절

---

2 체계적 운동 순서
- 편측 운동 후 양측 운동 진행
- 가동성 운동을 통한 관절 안정성 확보
- NASM OPT 모델, FITTE 원칙, 1RM 백분률 활용

---

3 개별화된 접근
- 회원의 당일 컨디션 고려
- 개인별 신체적 특징 반영
- 정해진 프로그램에 회원을 맞추지 않고, 회원에 맞는 프로그램 구성

이 모든 과정에서 회원과의 원활한 상호소통이 핵심이다. 지속적인 관찰과 피드백을 통해 목표를 조정하고, 업과 다운을 적절히 프로그래밍하는 것이 성공적인 운동 지도의 열쇠다.

3가지 설계 가이드를 요약하자면, 첫째 할 수 있는 운동(O)과 할 수 없는 운동(X)을 분류하라. 둘째 할 수 있는 운동 중 꼭 필요한 운동(◎)을 실시하도록 하고, 할 수 없는 운동(O)은 할 수 있도록 만들어라. 셋째, 목적에 알맞은 운동을 단계별(1-2-3)로 실시하라.

또한 이 3가지 방법을 잘 실시하기 위해서는 먼저, 회원들의 피드백에 귀 기울여야 한다. 다음으로는 필요한 실력과 노하우를 쌓기 위해서 자기 계발에 힘써야 한다. 마지막으로, 인내심을 갖고 꾸준히 노력해야 한다.

이러한 노력과 경험을 바탕으로 운동 프로그램을 구성해 나가기 위해 노력한다면, 어느덧 초보에서 프로로 성장하고 있는 나를 느낄 수 있을 것이다. 잊지 말자. 모두에게 통하는 완벽한 프로그램은 없다. 그래서 우리가 하는 노력이 더 가치 있는 법이다.

앞으로도 이걸 모르면
평생 초보 강사

회원보다 내가 먼저여야 하는 이유

강사들 사이에서 자주 나오는 얘기가 있다. "한쪽으로만 시연하다 보니 몸이 틀어졌어요." "오래 서 있는데 한쪽으로 체중을 실었더니 골반이 틀어졌어요." "타이트한 복장 때문에 소화불량을 달고 살아요." 처음에는 이런 말들을 당연히 겪는 직업병 정도로 생각했지만, 이제는 슬픈 현실로 다가온다.

우리는 건강을 전하는 직업을 가졌다. 그런데 자신의 건강조차 관리하지 못한다면, 어떻게 회원들에게 건강의 진정한 가치를 전할 수 있을까? 우리가 회원을 위해 희생하다 그렇게 됐다고 말할 수 있을까? 절대 그래서는 안 된다. 무엇보다 스스로를 위해서라도 관리를 소홀히 해서는 안 된다.

비용을 지불하고 수업을 듣는 고객들에게 우린 프로여야 한다. 프로라면 건강 관리는 기본 중의 기본이다. **나 자신을 회원처럼 생각하고 관리해야 한다. 그렇지 않으면 영원히 초보 강사에서 벗어날 수 없다.**

내가 제공하는 수업이나 서비스는 '나'라는 무형의 재화이자 자산에서 비롯된다. 강사로서 본인의 몸이 아프다면 생계를 이어 나갈 수 없다. 그러니 초보 강사들에게 말하고 싶다. 일에만 몰두해서 내 건강을 잃지 말라고 말이다. 나 자신을 우선으로 생각해야 한다. 일하면서 내가 없다면, 아무것도 이룰 수 없다.

또한 신체적인 건강은 물론이고, 정신적 건강도 챙겨야 한다. 둘 중 하나만 무너져도 우리가 전달하는 건강의 가치는 힘을 잃는데, 정신적 건강을 소홀히 하는 경우가 많다. 아무래도 눈으로 직접 보이지 않으니, 더욱 그런 것 같다. 하지만 여러 회원에게 진심으로 수업을 제공하다 보면 감정도 에너지의 하나이므로 결국 고갈된다. 열정과 에너지를 오로지 신체적인 체력에서만 찾다 보면, 정신적으로 지치기 쉽다.

특히 '번아웃 증후군(Burnout Syndrome)'을 항상 경계해야 한다. 과도한 스트레스와 업무 부담 때문에 신체적, 정신적 탈진 상태에 이르는 것으로, 이런 상태에 놓이면 업무 효율이 감소하고 극심한 피로감에 시달리게 된다. 다음의 자가 진단 문항을 통해 자신의 상태를 확인 해보자.

번호	항목	자주 그렇다 (2점)	가끔 그렇다 (1점)	아니다 (0점)
1	출근하는 생각만 해도 짜증과 함께 가슴이 답답함을 느낀다.			
2	직장에서 칭찬을 들어도 썩 즐거운 기분이 들지 않는다.			
3	직장생활 외에 개인적인 생활이나 시간이 거의 없다.			
4	기력이 없고 쇠약해진 느낌이 든다.			
5	일하는 것에 심적 부담과 자신의 한계를 느낀다.			
6	충분한 시간의 잠을 자도 계속 피곤함을 느낀다.			
7	이전에는 그냥 넘어가던 일에도 화를 참을 수 없다.			
8	혼자 지내는 시간이 많아졌다.			
9	현재 업무에 대한 관심이 크게 줄었다.			
10	주변 사람에게 실망하는 일이 잦다.			
11	주변에서 고민이 많거나 아파보인다는 말을 자주 듣는다.			
12	성욕이 감소했다.			
13	나의 직무 기여도에 대해 스스로 매우 낮다는 생각을 한다.			
14	만성피로, 감기나 두통, 요통, 소화불량이 늘었다.			
15	주변 사람과 대화를 나누는 것이 힘들게 느껴진다.			

- 8~13점: 번아웃 초기
- 14~19점: 번아웃 중간
- 20점 이상: 번아웃 심각

만약 14점이 넘었다면, 지금이 바로 자신을 돌봐야 할 때다. 회원을 관리하기에 앞서, 번아웃에서 벗어나기 위한 9가지 실천법을 활용하자. 자신에게 맞는 방법을 선택하여 꾸준히 실행한다면, 건강한 몸과 마음으로 다시 일어설 수 있을 것이다.

번아웃에서 벗어나는 7가지 실천법

1. 일상속 '리커버리 존(Recovery Zone)'을 만들라

운동에도 회복 구간이 필요하듯, 일상에도 '리커버리 존'을 설정하라. 매일 10~15분 만이라도 휴대폰을 멀리하고, 오롯이 자신을 위해 보내는 시간을 만들어 보자. 이 시간은 아무것도 하지 않아도 되고, 차를 마시거나 좋아하는 음악을 듣는 등 강사의 역할을 잠시 잊는 순간이다. 이 작은 리커버리 존이 쌓이면 지친 정신을 회복시키는 강력한 방패가 된다.

2. '리미트 오더'를 설정하라

주식 시장에서는 미리 정한 가격에 도달하면 자동으로 거래가 이루어지듯, 당신의 하루에도 한계를 정하라. 예를 들어, 하루 최대 수업 개수를 5개로 설정하거나, 주 1회는 완전히 일을 쉬는 날로 정하는 것이다. '리미트 오더'를 통해 번아웃의 원인을 미리 차단하자. 무한히 자신을 혹사하지 않는 것이야말로 진정한 프로의 자세다.

3. 자신만의 '축하 의식'을 만들어라

번아웃의 핵심은 성취감의 부족이다. 매일 작은 목표를 설정하고, 이를 달성했을 때 자신만의 축하 의식을 만들어라. 간단히 좋아하는 간식을 먹거나, 작은 선물을 스스로에게 주는 것도 좋다. 매일의 작은 성취가 쌓여 자신감을 회복시킬 것이다.

4. 수업을 '나만의 실험실'로 만들어라

일상을 지루하게 만드는 가장 큰 원인은 반복이다. 번아웃을 예방하려면 수업을 단순히 '해야 할 일'로 여기는 대신, 새로운 아이디어를 시도하는 장으로 활용해보자. 예를 들어, 새로운 운동 방법이나 기구를 도입하거나, 회원에게 색다른 동기 부여 방식을 적용해보는 것이다. 이를 통해 매 수업이 새롭고 흥미로워지며, 강사로서의 열정도 되살아날 수 있다.

5. '30일 재충전 플랜'을 실행하라

번아웃 해소는 단기적 노력보다 꾸준함이 중요하다. 하루 10분 명상, 15분 산책, 하루 한 끼 건강식 섭취 등 간단한 실천을 30일간 지속해 보자. 작고 꾸준한 행동은 강사로서의 체력과 정신력을 점진적으로 회복시킬 뿐 아니라, 번아웃을 예방하는 새로운 습관을 형성한다.

6. '회원들과의 긍정적인 경험'을 기록하라

회원들과의 긍정적인 순간을 기록하는 저널을 작성해보자. 예를 들어, 회원이 목표를 달성하며 느낀 성취감이나, 당신 덕분에 건강이 좋아졌다고 감사 인사를 전했던 순간들을 적어두는 것이다. 이러한 기록은 자신이 하는 일이 얼마나 가치 있는지 되새기게 해줄 뿐만 아니라, 힘든 날에 꺼내어 볼 수 있는 강력한 동기 부여의 원천이 될 것이다.

7. '나는 왜 강사가 되었는가?'를 매달 자문하라

단순하지만 마인드셋을 하는 데 있어 효과적인 방법이다. 매달 자신에게 '나는 왜 강사가 되었는가?'를 질문해 보라. 이 질문은 당신의 원래 목적과 열정을 상기시키고, 잊고 지냈던 초심을 되찾아 줄 것이다. 강사라는 직업의 의미를 되새기며 다시 한번 열정을 불태울 수 있다.

이 중 몇 가지만 실천해도 번아웃에서 벗어나 건강한 생활을 유지할 수 있다. 나 자신을 돌보고 관리하는 것이, 회원들에게 최고의 서비스를 제공하는 첫걸음임을 잊지 말자. 우리 자신을 가장 잘 돌보는 것에서 시작해 보자. 그 힘으로 회원을 지도하고 동기 부여하는 것이야말로 직업적 소명을 가장 잘 실천하는 방법이다.

이것이 회원보다 내가 먼저여야 하는 이유이다. 우리가 없다면, 회원도 없음을 명심하라.

강사가 꼭 갖춰야 할 커뮤니케이션 전략

강사에게 커뮤니케이션 능력은 선택이 아닌 필수이다. 회원들에게 적합한 맞춤형 서비스를 제공하는 것도 바로 소통에서 시작된다. 회원과의 진정성 있는 소통을 통해 운동 지도 효과를 극대화함과 동시에 회원들의 만족도를 높여 장기적인 신뢰 관계로 발전시킬 수 있어야 한다.

이처럼 제대로 인정받는 강사가 되고 싶다면 단순히 운동 지도만으로 그쳐선 안 된다. 초보 강사뿐만 아니라 N년 차에 접어들었음에도 여전히 초보라는 생각이 드는 순간이 있다면 '소통'을 돌이켜 보는 게 좋다. 그래서 여기서는 강사가 반드시 갖춰야 할 커뮤니케이션 전략을 소개하고자 한다.

첫째, 핵심을 명확하게 전달하라.

가장 중요한 전략이다. 운동 지식이란 언제나 대부분 회원에게 생소하고 이해하기 어렵다. 회원 스스로 이미 잘 알고 있었다면 수업을 받지 않았을 것이다. 그러니 중요한 건 회원이 쉽게 이해하고 기억할 수 있도록 핵심 내용만 간결하게 제시하는 것이다.

"스카풀라가 업로드 로테이션이 되어 있다", "골반이 과도하게 뉴테이션되어 있다", "Q각이 커서 외반슬 체형으로"같은 우리만의 용어를 남발하지 말자. 또 말이 너무 많거나 복잡해서도 안 된다. 한 가지 큐잉에는 한 가지 설명(목적)만 있어야 한다.

명심하자. 커뮤니케이션에서 중요한건 핵심을 명확하게 전달하는 'Keep it Simple'이다.

둘째, 경청! 말하기보다는 들어라.

'이청득심(以聽得心)'이라는 말처럼 경청은 사람의 마음을 얻는 가장 중요한 방법이다. 커뮤니케이션의 핵심은 내가 말하는 데 있는 것이 아니라 상대의 말을 경청하는 데 있다고 해도 과언이 아니다.

한번 회원의 말을 주의 깊게 들어보라. 그것만으로도 자연스레 그들의 욕구, 기대, 우려를 알게 되어 알맞은 서비스를 제공할 수 있다. 더불어 강사의 경청하는 태도를 따라 회원 역시 강사를 존중할 수 있다. 그러니 우선 경청하자. 신뢰 관계는 마음을 얻었을 때 비로소 형성된다.

셋째, 비언어적 커뮤니케이션을 적절히 활용하라.

커뮤니케이션은 언어를 통해서만 이루어지지 않는다. 때로는 비언어적 신호가 말보다 더 중요할 때가 있다. 올바른 시선 접촉, 긍정적인 몸짓, 공감을 나타내는 표정 등이 대표적이다. 이런 신호들은 상대방에 대한 관심, 공감, 이해를 표현하는 좋은 수단이다.

무의식중에 상대방에 대해 관심이 없어 보이는 비언어적 신호를 보냈다면 회원과의 관계에 악영향을 미친다. 그래서 항상 긍정적이고 개방적인 비언어적 행동을 유지하려 의식해야 한다.

대표적인 긍정적 비언어 커뮤니케이션은 상대방과 시선을 맞추고, 손짓을 활용해 대화하며, 웃는 얼굴로 이야기하는 것이다. 반대로 팔짱을 끼거나 다른 곳을 응시하거나 말하는 사람과 다른 방향으로 몸을 돌리는 등의 행위는 삼가야 한다.

넷째, 피드백을 적극 활용하자.

피드백은 커뮤니케이션 과정에서 양방향 대화를 보장하는 탁월한 소통 통로이다. 피드백은 강사와 회원 사이의 소통을 업그레이드하는 데 중요한 역할을 한다.

강사라면 회원으로부터 받은 피드백을 적극 활용할 수 있어야 한다. 이를 통해 수업 방식 및 개인 맞춤형 서비스를 조정해 나갈 수 있다. 게다가 커뮤니케이션 스킬을 연마하는 것은 물론, 강사 자신의 강점을 발견하고 약점을 개선할 기회까지 얻는다.

피드백이야말로 강사가 성장하는 최고의 방법이자 회원과의 관계를 더욱 깊게 만들어 주는 '치트키'다.

커뮤니케이션 전략이 없다면, 강사의 전문성과 자신감도 빛을 발하지 못할 수 있다. 강사의 커뮤니케이션은 단순한 정보 전달을 넘어, 회원과의 신뢰를 쌓고 그들의 존중을 얻는 데 초점을 맞춰야 한다.

강사로서, 그리고 인생에서도 평생 초보에 머물고 싶지 않다면, 효과적인 커뮤니케이션 전략을 반드시 익혀야 한다. 이를 통해 내가 전하고자 하는 메시지를 명확하고 설득력 있게 전달할 수 있다.

이제 회원을 대할 때 의도적으로 이러한 커뮤니케이션 전략을 적용해보자. 그것만으로도 초보 강사의 전달력은 눈에 띄게 향상될 것이다.

10년 차 강사도 '이게' 없다면

"그와 나의 시간은 그 농도가 너무나도 달랐다."

드라마 <이태원 클라쓰>의 명대사다. 시간은 모두에게 공평하게 주어지지만, 그 안에서 우리가 만들어 내는 결과는 각자의 선택에 따라 천차만별이다. 만약 하루에 최소 4~6개의 수업을 진행하며 쌓아 온 게 10년이라면, 1만 시간을 훌쩍 넘는다. 1만 시간의 법칙상으로도 10년이 지나면 우리 모두는 전문가가 되어야 마땅하다. 하지만 실제로는 그렇지 않다. 10년 차 강사라지만 초보 강사와 크게 구별되지 않는 강사들도 많다. 어떤 차이가 그런 결과를 만드는 것일까?

단언컨대, '성장 마인드셋'[1]의 차이다. 성장 마인드셋은 자신의 능력이 고정되어 있지 않고, 노력과 학습을 통해 발전 가능하다는 믿음이다.

---

1 성장 마인드셋에 대한 개념은 스탠퍼드 대학교의 심리학자 캐럴 드웩(Carol S. Dweck)에 의해 널리 알려졌으며, Mindset: The New Psychology of Success에서 자세히 탐구되었다.

이런 마인드셋을 가진 사람은 도전을 받아들이고, 실패를 학습의 기회로 삼으며, 자기 계발을 위해 끊임없이 노력한다. 반대로 '고정 마인드셋'을 가진 사람들은 자신의 능력을 타고난 것으로 여기고, 새로운 도전보다는 현재의 상태에 안주하려 한다.

성장 마인드셋을 가지고 10년을 일한 피트니스 강사는 자신의 교육 방식을 지속적으로 개선하고, 운동 과학, 영양학, 심리학 등 다양한 분야의 최신 지식을 적극 배운다.

또한, 회원과의 깊은 커뮤니케이션을 통해 그들의 진정한 목표를 이해하고, 긍정적인 변화에도 진심으로 함께한다.

이러한 지속적인 자기 반성과 개선 노력은 강사 스스로의 전문성을 높이고, 최종적으로 회원에게 '진짜' 전문가로서 인정받을 수 있도록 만들어 준다.

반면 고정 마인드셋을 가지고 10년이란 시간을 보낸 강사라면, 높은 퀄리티의 수업을 기대하기란 어렵다. 10년 동안의 수업 경험은 분명 가치가 있지만, 단순히 '수업 전문가'가 되어 있을 수 있다. 피트니스 시장에서 이런 모습은 흔히 볼 수 있다. 그들은 오랜 시간 강사로 활동했음에도 불구하고, 본질적으로 회원의 욕구를 충족시키지 못하고, 단순히 입담이나 외적 매력에만 의존한다. 이는 피트니스 시장에서 지속 가능한 성장과 발전을 위해 필요한 실질적인 전문성과는 거리가 멀다.

피트니스 시장은 계속해서 성장하고 있다. 그러니 단순히 기교와 스킬만 갖춘 강사는 결국 경쟁에서 도태될 수밖에 없다. 진정한 전문가로 자리매김하기 위해서는 우리 직업의 전문적인 지식을 축적해야 한다. 더 나아가 고정 마인드셋을 버리고, 성장 마인드셋을 가지고 시간을 질적으로 높여야 한다.

누군가에게는 시간이 흐르기만 하지만, 누군가에게는 시간이 차곡차곡 쌓인다. 따라서, 시간의 농도를 짙게 만들어, 유한한 시간 속에서 최고의 가치를 창출하는 것이 우리의 목표여야 한다. 이는 성장 마인드셋을 가지고, 지속적인 자기 계발을 추구할 때만 가능하다. 그 과정에서 우리 각자는 진정한 전문가로 거듭날 수 있다. 그것이 바로 우리가 추구해야 할 본질이다.

더불어 차별화를 반드시 갖춰야 한다. 예를 들어, 변호사는 다양한 사건을 다룰 수 있는 실력을 갖춘 후 형사 전문, 행정 소송 전문 등으로 세분화하여 의뢰인을 맞이한다.

이처럼 우리도 전반적인 지식 수준을 갖춘 뒤 전문 분야를 세분화하여 노력해야 한다. 차별화 포인트는 빨리 가질수록 좋다. 성장 마인드셋을 기반으로 포기하지 않고 나에게 알맞은 차별화 포인트를 섭렵한다면 떳떳한 전문가로 자리 잡을 수 있을 것이다.

반면, 10년 차 강사라도 이러한 마인드셋과 차별화된 포인트를 갖추지 못했다면, 그에게는 10년이 흘렀어도 초보 강사일 수밖에 없다. **시간의 농도는 누구에게는 짙고, 누구에게는 옅을 수 있다.**

대체될 수 없는 전문가 되는 법

"직업이 어떻게 되세요?"
"운동 가르치고 있습니다."
"트레이너세요? 제 친구도 트레이너인데."

대화를 하다 보면 이런 경우를 많이 겪는다. 문득 나는 생각한다. '과연 나는 이 수많은 트레이너 중에서 어떤 차별성을 지니고 있을까?'

실제로, 최근 발표된 문화체육관광부 『2022년도 기준 스포츠

산업조사 결과 보고서』에 따르면 스포츠 시설업과 스포츠 서비스업 사업체 수가 약 8.1만 개에 달하고, 관련 종사자 수는 30만 명에 이른다고 한다. 200명 중 1명 꼴이다. 그만큼 경쟁이 치열한 시장에서 단순한 운동 지도만으로는 살아남기란 결코 쉽지 않다.

피트니스 강사로서 단순히 생존을 넘어서기 위해서는 '대체될 수 없는 전문가'가 돼야만 한다. 그러기 위해서는 자신만의 전문성을 기반으로 독보적인 위치를 점해야 한다. 이를 위해 인재 유형을 통해 어떤 방향으로 나아갈지 고민해보자.

대표적인 세 가지 인재 유형인 'I자형', 'T자형', 'π자형'을 살펴보면, 각 유형의 장단점이 자신의 커리어에 어떤 선택을 도울 수 있는지 이해할 수 있다.

I자형 인재는 하나의 길을 깊이 판 형태로, 특정 분야에서 극도의 전문성을 지닌 사람이다. 이런 인재는 한 분야 고도의 전문 지식을 쌓아 회원에게 높은 수준의 가치를 제공할 수 있다. 예를 들어, 보디빌딩(Body Building)을 20년 넘게 전문적으로 다룬 강사는 깊은 통찰력과 경험을 바탕으로 회원에게 맞춤형 조언을 할 수 있다.

그 어떤 인재 유형도 대체할 수 없는 실전 노하우와 고급 코칭 스킬로 지도할 수 있다는 장점이 있다. 이는 시장에서 대체 불가능한, 독보적인 존재가 되게 만들어 준다. 하지만 문제는 유연성이다. 시장이 빠르게 변화할 때 적응하는 데 어려움이 있을 수 있다. 그럼에도 이런 I자형 인재는 자신의 영역에서 대체 불가능한 존재임은 틀림없다.

T자형 인재는 넓은 기본 지식 위에 특정 분야에서 깊은 전문성을 갖춘 인재다. 특히 다양한 회원 요구에 유연하게 대응하며 특화된 지식을 제공한다.

다변화하는 피트니스 시장에서 T자형 인재의 폭넓은 지식과 전문성은 높게 평가된다. 이들은 여러 분야의 지식을 기반으로 혁신적인 운동 방법을 개발하거나 회원의 다양한 요구를 만족하게 하는 데 큰 장점이 있다.

이러한 유형이 되기 위해서는 운동 외에도 영양학, 심리학, 해부학과 같은 건강과 밀접한 관련이 있는 부분을 배우고, 인문학을 통해 인간의 신체와 정신을 이해하는 시각도 갖추는 것이 좋다. 운동 외 다양한 영역에 대한 관심과 배움이 중요하다. 다만, 모든 분야에서 최고가 되기 어려운 것이 단점이다.

π자형 인재는 T자형에서 한 걸음 더 나아가, 여러 분야에서 깊이 있는 전문성을 갖춘 사람을 말한다. 예를 들어, 운동뿐만 아니라 재활, 물리치료, 영양학, 스포츠 심리학 등을 모두 깊이 파고들어 높은 수준의 맞춤형 서비스를 제공할 수 있는 인재다.

한 가지 분야의 전문가가 되는 것만으로도 쉽지 않지만, π자형 인재는 여러 분야에서 탁월한 성과를 내며, 진정한 제네럴리스트로 자리 잡는다. 요즘 말하는 '육각형 인재'에 가까운 형태이기도 하다. 다만, 여러 분야에서의 전문성 유지가 어렵고, 구체적인 역할이 모호해질 수 있다는 단점도 존재한다.

이 세 가지 유형을 통해 우리는 한 가지 중요한 사실을 배울 수 있다. 바로 전문성이라는 중심축이 반드시 필요하다는 점이다. 피트니스 시장에서 생존하기 위해서는 다양한 영역에 관심을 갖되, 나만의 중심축을 확립해야 한다.

그 중심축이야말로 내가 성장할 방향을 결정짓는 핵심이다. 이 계획에 따라 I자형 인재로서 한 분야의 뛰어난 스페셜리스트가 될 수도 있고, T자 또는 π자형처럼 제네럴리스트로서의 길을 걸을 수도 있다.

결국, 대체될 수 없는 전문가가 되는 법은 자신만의 중심축을 확립하고 끊임없이 성장하는 것에 있다. 나에게 맞는 인재 유형을 선택하고, 그에 맞춰 지속해서 발전해야 한다.

그 과정에서 중요한 것은 바로 '성장 마인드셋'이다. 끊임없이 배우고, 스스로를 성장시키려는 의지가 있을 때, 우리는 피트니스 시장에서 독보적인 존재로 자리 잡을 수 있을 것이다. 이 길 위에 정답은 없다. 당신만의 길을 찾아 꾸준히 나아가보자. 그 끝에는 분명 대체될 수 없는 당신만의 정답이 기다릴 것이다.

초보 강사라면
꼭 해 봐야 할 것들

누구든 할 수 있는 습관 형성법 3가지

'그래, 난 무엇이든 할 수 있어!' 혹시 자기계발서를 읽고 나서 이런 생각을 해 본 적 있는가? 그런데 실행에 옮기려고 하면 또 드는 생각, '그래서, 당장 뭘 해야 하지?'

누구나 한 번쯤 겪어 봤을 상황이다. 우리는 어떤 일을 계기로 한껏 의욕을 갖게 되지만 막상 무엇을 해야 할지 모르곤 한다. 이때 필요한 것, 바로 '좋은 습관'이다. 나쁜 습관은 잘만 들면서 공부, 독서, 자기 계발, 운동 같은 좋은 습관을 들이기는 쉽지 않다. 그러니 먼저 알아야 할 건 좋은 습관을 형성하는 방법이다. 지금부터 소개할 방법만 실천한다면, 좋은 습관을 만들어 성장의 자동화를 이룰 수 있을 것이다.

첫째, 습관을 실천하고 싶게 만들어라.

습관을 만들기 전에 먼저 습관의 형성 과정을 이해해야 한다. 습관이란 도파민이 주도하는 피드백 순환 작용이다. 때문에 좋든 나쁘든 습관을 만들려면 특정 행위를 반복해야 한다. 그런데 도파민은 즐거운 경험을 할 때만이 아니라 즐거운 경험이 예상될 때에도 분비된다. 그렇다면 즐거운 경험이 기대되는 시점에 해야 할 일을 묶어서 실행하면 좋을 것이다. 원하는 습관(해야 하는 일)을 이미 즐기는 활동과 연결해 보는 것도 좋은 방법이다. 예를 들어, 유산소 운동(해야 하는 일)을 하면서 좋아하는 음악을 듣거나 좋아하는 드라마나 영화를 보는 것이다. 지금 당장 꼭 해야 하는 일이 있다면 즐기는 활동과 결합시켜라.

둘째, 습관을 단순화하라.

원하는 습관을 만들기 시작할 때는 가능한 단순하게 접근하

자. 이는 우리 뇌가 복잡해 보이는 것보다 단순한 매커니즘을 좋아한다는 사실을 활용한 방법이다.

예를 들어, 매일 전공 서적을 읽고 싶다면 하루에 한 페이지만 읽어 보자. 혹은 부족한 어깨를 보완하기 위해 어깨 운동을 시작하고 싶다면 하루에 한 세트만 먼저 해 보자.

이런 간단한 시작이 심리적 저항을 줄여 지속 가능한 습관을 만들 수 있다. 복잡하게 생각하지 마라. 1%가 99번 모이면 99%다. 즉시 행동하고 생각은 그 뒤에 해도 된다.

셋째, 습관을 즐겨라.

매사 지루함이 없어야 반복적 행위를 지속할 수 있다. 책 한 페이지, 한 권은 시도해 볼 수 있다. 하지만 매일같이 읽는 것은 더 어렵게 다가온다.

그렇다면 지루함을 어떻게 극복해야 할까? 핵심은 보상에 있다. 길들이고 있는 습관에 보상을 줌으로써 습관을 즐겁게 만들어 줘야 한다.

운동이 어렵다고 느껴지는 이유 중 하나는 보상이 즉각적으로 주어지지 않기 때문이다. 반대로, 자극적이고 칼로리가 높은 음식을 먹는 등의 나쁜 습관은 즉각적인 보상 형태를 제공한다.

즉, 좋은 습관의 보상은 먼 미래에 오고, 나쁜 습관의 보상은 행위의 현시점에 온다. 그래서 좋은 습관을 이어 나가기 위해선 적절한 보상이 필요하다.

이때 보상이 물질적일 필요는 없다. 운동을 마친 후 달력에 동그라미 하나를 그리는 것만으로도 충분한 보상이 될 수 있다.

노력을 눈에 보이게 해 계속해서 동기를 부여할 수 있기 때문이다. 격렬한 운동 후 피로를 풀기 위해 마사지나 스트레칭을 받는 것도 좋은 보상 방법이다.

이처럼 적절한 보상 구조를 마련하면 좋은 습관을 지속적으로 유지하는 데 도움이 된다.

정리하자면, 좋은 습관을 형성하기 위해

1) 우리 뇌가 특정 행위를 기대하게 하되,
2) 가능한 단순하게 시작해 작은 성공만으로도 자신감을 갖도록 하며,
3) 적절한 보상을 통해 지속적으로 행위를 유지할 수 있도록 해야 한다.

좋은 습관은 일시적인 동기 부여만으로는 만들기 어렵다. 복잡하게 생각하지 말고 간단명료하게 정리한 이 세 가지 원칙을 적용해보자.

초보 강사뿐만 아니라 누구나 자신의 목표에 한 걸음 더 가까워질 수 있다. 꾸준히 실천한다면 자기계발서를 읽고도, 동기 부여 영상을 보고도 다시 침대에 누워 버리는 과오는 반복하지 않을 수 있다. 속는 셈 치고 당장 도전해보라. **세상은 행동하는 자의 것이다.**

후회없는 하루를 사는 비법

나는 영화 <어바웃 타임(About Time, 2013)>을 좋아한다. 주인공은 성인이 되던 날, 아버지를 통해 '특정 과거 시점으로 돌아갈 수 있는 능력'이 유전되었음을 알게 된다. 그 이후 주인공은 시간 여행자로 살게 되었다. 시간이 흘러 아버지는 이 능력을 잘 쓰기 위해서는 꼭 알아야 할 점이 있음을 알려 준다. 바로 '하루를 두 번 살아 보는 것'이다.

주인공은 하루를 두 번 살며 남을 배려하는 여유와 감사함을 지니는 방법을 배우고, 똑같은 하루도 어떤 마음으로 살아가느냐에 따라 행복할 수도 불행할 수도 있다는 사실을 깨닫는다.

이렇듯 살아가다 보면 우리는 종종 과거로의 여행을 꿈꾼다. '만약에 그때 다르게 행동했다면 어떻게 되었을까?' 하는 생각에 사로잡히곤 한다. 나 역시 이러한 '만약'의 순간들을 겪어 왔다.

하지만 바꿀 수 없는 과거에 집착하기보다 나는 미래에 초점을 맞추며 살아가기로 했다. 그래서 더 나은 미래를 위해, 마치 초능력과도 같은 능력을 스스로 노력으로 갖춰보기로 했다.

우선, 우리에게는 시간을 되돌리는 초능력이 없다. 하루를 두 번 살 수도 없다. 그래서 나는 지난 하루를 취침 전 매일 5분 정도 되돌아보는 것부터 시작했다. 바둑에서 복기(바둑에서, 한 번 두고 난 바둑의 판국을 비평하기 위하여 두었던 대로 다시 처음부터 놓아 봄)를 하듯 말이다. 그렇게 복기한 날과 안한 날의 차이는 매우 컸다.

복기한 다음 날 주어진 하루는 전날보단 여유로움을 느끼고 주어진 하루에 감사함도 가질 수 있었다. 반복되는 하루라는 패턴에서 객관적인 나를 바라볼 수 있게 만드는 여유가 생겼기 때문이라 생각한다.

내게 복기하는 습관은 과거를 반성하도록 하고, 미래를 다짐하는 중요한 노력이자 능력이 되었다. 복기를 하는 최선의 방법은 바로 '기록'하는 것이다. 무엇이어도 상관없고 서툴러도, 소소해도 상관없다.

하루를 돌이켜 기억에 남는 순간들을 한두 줄 써봐도 좋다. 단, 결말은 늘 긍정적이어야 한다. 아무것도 아닐 수 있는 한두 줄의 기록도 쌓일수록 그 힘은 점차 커진다. 마치 점에서 선이 되고, 면을 이루어 나가는 과정과 같다. 점일 때는 아무것도 아니어 보이던 것들이 실존하는 가치로 확장되는 것이다.

복기와 기록은 여러 방식으로 실천할 수 있다. 운동 일지, 회원과의 대화, 준비한 운동 프로그램의 성공과 실패 등 일상의 모든 게 포함될 수 있다. 이때 가장 중요한 것은 단순한 사실만 나열하는 게 아니라, 우리의 생각과 느낌을 담아 기록하는 것이다. 그래야만 현재를 더욱 명확히 이해하고, 미래를 위한 계획을 세울 수 있다. 더불어 기록은 자신에게 너그러워지지 않고 객관적인 관점을 유지하게 해 준다. 반성했던 과거와 다짐했던 미래를 통해 삶의 시야를 더 크게 확장하며 나갈 수 있다. 오늘부터 복기하고 기록해보자.

오늘 보낸 일상이 곧 미래로 나아가는 과정이다. 이렇게 쌓인 일상이 우리의 미래가 된다. 현재는 과거의 경험이 쌓여 만들어진 결과물이다.

매일 복기한다면 우리는 시간 여행자가 될 수 있다.

복기를 통해 우리는 어디에서 왔고, 현재 어디에 있으며, 앞으로 어디로 향해 가고 싶은지를 명확히 알 수 있다. 지난 시간 속의 사건을 바꿀 수는 없지만, 반성을 통해 미래를 더 지혜롭게 선택할 수 있다.

이 얼마나 엄청난 능력인가. 이러한 능력 같은 노력은 우리가 흔들릴 때 초심을 되새기게 하고, 나아갈 때 자신감의 바탕이 되어준다. 하루를 다시 한 번 살 듯 기록된 나의 감정과 경험은 그 무엇으로도 대체할 수 없다. 오늘부터 꼭 하루를 다시 살아보자.

지역 내 매출 1등 센터에서 근무하라

만약 내가 초보 강사라면 무엇보다 '일하는 곳'을 잘 선택해야 한다.

'맹모삼천지교(孟母三遷之敎)', 맹자의 어머니는 아들의 바람직한 성장을 위해 세 번의 이사를 하며 성장 환경을 중요시했고 이런 노력이 성인 맹자를 만드는 바탕이 되었다.

마찬가지로 초보 강사가 자신의 커리어에서 견고한 기반을 다지려면, 처음부터 환경 선택에 신중해야 한다.

지역에서 가장 명성이 높은 피트니스 센터, 전국적으로 유명한 체인점, 혹은 당신이 존경하는 멘토가 근무하는 곳과 같은 기준에 따라 '피트니스 맛집'을 찾아라.

이런 곳은 단순히 인기만 많은 것이 아니다. 인기를 뒷받침할 우수한 교육 프로그램, 전문적인 관리 시스템, 탁월한 동료들과 함께할 기회가 생긴다. 이런 곳에서의 경험은 초보 강사로서의 역량을 급격히 끌어올리는 데 결정적인 역할을 한다. 반면에, 나의 시작은 그렇지 못했다.

시스템 체계가 부족하고 개인의 역량에만 의존해야 하는 곳에서 강사 생활을 시작했다. 명함, 전단지, 가격표까지 모두 직접 제작해야 했으며, 멘토나 스승이 없었기에 책과 외부 교육에만 의지해야 했다. 시간이 지나 연차가 쌓였을 때쯤, 지역 내 유명한 피트니스 센터에서 근무하게 되었다. 그제야 초보 강사 시절에 이런 곳에서 일했더라면 어땠을까 하는 생각을 하게 되었다. 많은 동료들과 함께하면서 새로운 트레이닝 기법과 고객 관리 노하우를 간접적으로 배울 수 있었다.

또한, 여러 동료를 겪으며 닮고 싶은 점과 닮고 싶지 않은 점을 모두 볼 수 있었다. 그 공간이 좋고 나쁨을 떠나 '맛집'이라 불리는 이유를 몸소 느낄 수 있었다. 선의의 경쟁 속에서 더욱 발전할 수 있는 계기가 되었고, 당시의 동료들은 여전히 내 피트니스 네트워크에서 큰 역할을 하고 있다.

환경은 우리의 발전과 성장에 큰 영향을 미친다. '근묵자흑(近墨者黑)'이라는 말도 있지 않은가. 먹물 옆에 있으면 결국 검게 된다는 뜻으로, 우리가 처한 환경이 우리 자신을 어떻게 형성하는지를 이야기해준다.

우수한 피트니스 센터에서 근무하게 되면, 그곳의 우수성이 자연스럽게 당신에게 스며들어 실력을 높이는 데 큰 힘이 될 것이다.

단편적으로만 봐도 성공적인 피트니스 센터에서는 최신 운동 방향이나 고객 관리 방법, 건강 관련 지식이 일상적으로 공유된다. 이런 정보와 기술의 양적·질적 차이는 쉽게 극복하기 힘들다.

반면, 부정적인 환경에서의 근무 경험은 초보 강사의 성장에 심각한 장애물이 될 수 있다. 만약 근무하는 센터가 체계적인 훈련 시스템이 없거나 과도한 경쟁과 부정적인 동료 문화가 지배적이라면, 불필요한 스트레스는 늘고 개인의 성장을 크게 저해될 수 있다.

신입 강사가 멘토링이나 지원 없이 독립적으로 고군분투해야 하는 환경은 문제 해결의 효율적인 방법을 제대로 배울 수 없다. 이런 과정은 자연히 직업에 대한 열정과 자신감마저 떨어지는 결과로 이어진다.

또한, 자신의 역량을 충분히 발휘하기 어려운 탓에 경력 초기에 큰 좌절감을 경험할 수도 있다. 실제로 많은 피트니스 강사가 지원이 부족하고 발전의 기회가 제한적인 환경에서 처음 몇 년 동안 어려움을 겪으며 직업을 포기하기도 한다. 그러므로 초반 경력 단계에서는 특히 지원과 긍정적인 피드백이 풍부한 환경이 중요하며, 이는 장기적인 직업 만족도와 전문성 발전에 결정적인 역할을 한다.

최적의 환경을 선택하는 것은 단순히 근무지를 고르는 것을 넘어선다. 그것은 피트니스 강사로서 앞으로 자신의 잠재력을 최대한 발휘하고, 건강하고 지속 가능한 커리어를 구축할 수 있느냐를 결정짓는 중요한 요소다. 최선의 환경에서 근무하는 것은 자연스럽게 성장할 기회를 제공한다.

'맛집'에는 맛집인 이유가 분명히 있다. 그곳을 성장 환경으로 삼아 발전하면 된다. 대형 프랜차이즈 센터에서는 체계적인 시스템을 학습하고, 1:1 수업 위주의 소규모 센터에서는 티칭 스킬을 집중적으로 개발할 수 있다. 그러니 자신의 성장에 도움이 되는 환경을 신중하게 선택하자.

나는 환경이 사람을 만든다는 말을 믿는다. 그래서 처음 입사하는 센터는 단순한 일터가 아니라, 강사로서의 방향을 형성하는 학교와도 같다. 최적의 환경 속에서 항상 배움에 목말라하고, 높은 목표를 향해 끊임없이 나아가자.

'맛집'이 꼭 나에게 맞을 순 없어도 '맛집'인 이유를 알아 가며 배워 보는 것이 중요하다. 개천에서도 용이 날 수 있지만, 이왕이면 개천보다 더 나은 환경에 있는 것이 좋지 않을까?

스타 플레이어에 도전하라

최고의 전망을 보려면 가장 높은 곳에 올라서야 한다. '백문이 불여일견(百聞不如一見)'이라는 말처럼, 이론만으로는 경험할 수 없는 가치가 실제 경험 속에 있다. 특히 스타 플레이어로서의 경험은 단순한 능력을 넘어 전문성과 영향력을 극대화하는 데 결정적인 역할을 한다. 스타 플레이어는 특정 분야나 팀에서 눈에 띄는 성과와 기여를 통해 자신의 존재감을 드러내는 사람이다. 이들은 전문성, 결과물, 리더십, 혁신적 사고를 바탕으로 쉽게 '시장성을 갖춘 강사'로 자리 잡는다.

초보 강사는 현실과 이상 사이에서 괴리를 느낄 때가 많다. 하지만 꼭 이루고 싶은 명확한 목표가 있으면, 그 흔들림조차도 성장의 발판이 된다. 그래서 목표가 필요한 초보 강사에게 나는 늘 스타 플레이어에 도전하라고 말한다. 스타 플레이어가 되는 건 단순히 능력을 향상시키는 것을 넘어서, 궁극적인 전문성과 시장에서의 경쟁력을 갖추는 과정이기 때문이다. 이 길을 선택하면, 현재의 위치에서 더 높은 곳을 향해 나아가는 것은 선택이 아니라 필수 과정이 된다. 스타 플레이어에 도전하기 위해 피트니스 시장에선 3가지 성과 지표가 중요하다.

첫 번째는 재등록률이다.

재등록률은 지난 수업에 대한 회원 만족도를 반영하는 지표로 활용된다. 회원이 재등록을 하지 않는 다양한 이유(일이 바빠서, 혼자서 운동을 해 보고 싶어서, 이사를 가게 돼서) 중에서, 선생님이 불만족스럽다고 직접 말하는 경우는 거의 없다.

이때 회원의 말을 곧이곧대로만 받아들이지 않고 더 깊이 들여다보려 하는 게 좋다. 계속해서 재등록률이 떨어진다면 뼈아프겠지만, 확률과 숫자는 아주 명확하고 객관적으로 보여준다. 이를 명심하여 더 나은 서비스를 제공하기 위해 노력해야 한다.

재등록률은 명실상부한 '회원 만족도 지표'이다.

두 번째는 성과 높은 매출이다.

매출은 강사의 업무 성과를 나타내는 지표다. 아무리 고귀한 직업이라도 성과가 없다면 지속적인 운영이 불가능하다. 매출은 신규 회원 유입과 기존 회원 유지(재등록)로 나뉘며, 두 영역에서 모두 성과를 내는 것이 중요하다. 앞서 언급한 재등록률은 기존 회원의 만족도를 보여주는 지표이자 매출의 근본이다.

다음으로 신규 회원 유입을 살펴보자. 이는 내부와 외부로 구분할 수 있다. 특히 외부에서 신규 회원이 많이 유입될수록 개인 브랜딩이 잘 이루어지고 있다는 증거다. 이는 피트니스 시장에서의 자립성이 높다는 것을 의미하므로, 스타 플레이어를 뒷받침하는 중요한 지표가 된다.

또한, 피트니스 센터 내부에서 일반 회원이 개인 레슨 회원으로 전환되는 경우도 있다. 이는 근무지 내에서의 내부 브랜딩이 잘되어 있음을 보여주며, 본질적인 부분을 충족하고 있다. 이러한 요소들을 종합한 매출이라는 성과 지표는 스타 플레이어로서 반드시 갖춰야 할 중요한 경쟁력이다.

세 번째는 수업 수이다.

수업 수는 강사의 생산성을 의미한다. 대부분의 피트니스 센터에서는 수업을 진행한 후 강사에게 수업비를 지급하는 후불제 방식을 택한다. 따라서 강사가 수업을 많이 진행할수록, 즉 수업 수가 많을수록 그만큼 잔존 부채(지급되어야 할 수업료)를 소진하게 되어 실질적인 매출로 이어진다. 이는 수업 수를 많이 감당할 수 있다는 것이 강사의 경제적 생산성을 직접 높이는 방법이라는 뜻이다.

예를 들어, 수업 평균 객단가가 6만 원이고 한 달에 150개 수업을 한다면 900만 원의 생산성을 갖춘 것이다. 매출이 아무리 높아도 수업 수가 따라주지 않으면 매출 성장에 한계가 온다. 평균 매출을 높이고 회원의 참여율을 높이기 위해서도 수업 수는 매우 중요한 생산성 지표이므로 스타 플레이어의 기준으로 삼았다.

그럼 이제 이 3가지 지표를 기준으로 나의 스타 플레이어 부합도를 한번 측정해 보자. (3개월 평균 월별 수치를 기준으로 한다.)

	1점	2점	3점	4점	5점	6점	7점
재등록율	~40%	41~50%	51~60%	61~70%	71~80%	81~90%	91~100%
매 출	~500만원	500만원~700	700만원~1,000	1,000만원~1,200	1,200만원~1,400	1,400만원~1,600	1,600~만원
수 업 수	~110회	110~130회	130~150회	150~170회	170~190회	190~210회	210~회

물론 이 기준이 절대적일 수 없다. 그러니 점수가 낮다고 해서 낙담하거나 높다고 자만하지 말자.

표에 따르면 각 항목당 1점으로 총점 21점이다. 이 평가표에 따라서 18점 이상이면, 누가 봐도 스타 플레이어(고급)다. 15점 이상이면 어디서든 통할 스타 플레이어(중급)다. 12점 이상이면 충분히 잘하고 있는 스타 플레이어(초급)라 본다.

다시 한번 말하지만 스타 플레이어는 '시장성을 갖춘 강사'다. 평가 지표에 전문성, 영향력, 결과물, 리더십, 혁신적 사고를 포함하지 않은 이유는 간단하다. 측정 가능한 기준으로만 다뤄보았기 때문이다.

점수가 낮은 강사라면 지금부터 꼭 노력할 필요가 있다. 매우 낮은 점수를 얻을 정도라면 시장에서 원하는 선택을 받지 못할 수 있다. 특히 전문성을 갖췄는데 점수가 낮다면, 내가 제공하는 서비스의 방향을 꼭 생각하고 고민해야만 한다. 고객의 눈높이에 맞는지 시장에서 요구하는 부분인지 니즈를 충족하고 있는지 등을 살펴봐야 한다.

그리고 이 일을 시작한 목적을 되새기고, 시장에서의 경쟁력을 구축해야만 한다. 여담이지만 이 책에서 제시하는 모든 내용은 시장성을 확보하는 데 도움을 줄 것이라 자부한다.

스타 플레이어라고 해도 전문가가 아닐 수도 있다. 모든 사람에게 인정받는 강사도 아닐 수도 있다. 그럼에도 내가 거듭 도전을 권하는 이유는 분명하다. 우리는 회원의 선택을 받지 못하고 시장성을 증명받지 못하면 경쟁이 치열한 이곳에서 살아남을 수 없다.

초보 강사는 종종 이 사실을 간과하기 쉽다. 단순히 전문성이 갖춰지면 시장에서 살아남을 수 있을 거라 착각하기도 한다. 그러나 자본주의 시장에서 성과와 능력치는 명확한 숫자로 증명하길 바란다.

시장성을 갖추지 못한다면, 아무리 잘하고 좋아하는 일이라도 끝내 살아남지 못할 위험이 있다. 따라서 초보 강사는 현실을 외면하지 않고 스타 플레이어에 도전해봐야 한다. 이는 강사 인생에 명확한 방향이자 전환점이 되어줄 것이다.

10년 차 강사를 뛰어넘는
초보 강사의 마인드셋

회원님 말이 다 맞다

초보 강사가 10년 차 강사의 경험을 뛰어넘으려면, 올바른 마인드셋에서부터 출발해야 한다. 이미 '성장 마인드셋'의 중요성은 강조했지만, 여기서 한 걸음 더 나아가 '회원님 말이 다 맞다'라는 깊은 이해와 존중의 마인드셋 접근법을 갖춰야 한다.

이번 장에서는 이 마인드셋을 바탕으로 어떻게 회원과 신뢰를 쌓고, 진정한 전문가로 성장할 수 있는지 살펴볼 것이다.

우선, 회원님 말이 다 맞다는 태도는 무조건적인 순응이나 고객 지상주의를 의미하지 않는다. 우리는 전문가로서 회원의 운동 목표를 이루도록 돕는다. 의사소통 과정에서 의견 충돌이 생길 수는 있으나, 궁극적으로 회원의 의견을 존중하고 여기에 응하는 자세가 필요하다. 때로는 이해하기 어려울지도 모른다. 회원의 목소리에 귀 기울이는 것은 단순히 의견을 듣는 것이 아니라 그들의 경험에 깊이 공감하는 것임을 명심해야만 한다.

실제 내 초보 강사 시절의 경험이다. 30kg 감량을 목표로 한 회원이 있었는데, 그는 발목에 만성불안정증 진단을 받아 대부분의 하체 운동이 어려운 상태였다. 회원은 다이어트 의지가 강했지만, 나는 발목 안정화가 우선이라고 조언했다.

시간을 두고 대화를 나눈 끝에, 회원의 의견을 존중하여 운동을 진행하기로 했다. 발목에 부담을 최소화할 수 있는 다이어트 프로그램(소도구, 짐볼, 매트 운동, 사이클, 테이핑)을 개발하고, 식습관 개선에 중점을 두었다.

그 결과 한 달 만에 10kg 감량에 성공했고, 발목 상태도 개선되었다. 만약 그때 내가 회원의 의견을 우선시하지 않았다면, 다이어트에 성공하지 못했을 것이라 생각한다. 오히려 발목조차 좋아지지 않았을 수 있다.

이 경험은 회원의 의지와 요구를 우선시했을 때 얻는 긍정적인 결과를 보여주는 좋은 예다. 세상에 똑같은 사람은 없다. 그러니 모두에게 통하는 정답도 없다. 회원 각각의 이야기는 우리에게 또 다른 교과서이며, 그들의 만족이야말로 우리 서비스의 진정한 성공 기준이다.

전문가로서 우리의 의견이 항상 정답일 수는 없다. 이를 인정하는 데서 성장이 시작된다. 쌓여가는 연차와 실력 속에서 소신은 자칫 고집으로 변할 수 있다.

회원과 의견이 상충할 때는 한 걸음 물러서서 다시 한 번 깊이 생각해 볼 필요가 있다. 특히 내가 원하는 목표를 달성했다 하더라도, 그 과정에서 회원의 의견을 무시했다면 회원과의 유대가 손상될 수 있음을 잊지 말아야 한다.

회원의 의견은 현장에서 얻을 수 있는 가장 실질적이고 값진 노하우다. 때로는 한 발 물러서서 회원의 요구를 존중하는 것이 최선의 결과를 만들어내는 길임을 기억하자.

'회원님 말이 다 맞다'라는 마인드셋은 초보 강사가 전문가로 성장하는 데 있어 중요한 철학이다. 자신의 전문성은 충분히 발휘하고, 회원의 삶에 긍정적인 변화를 가져올 기회가 어디 흔하겠는가.

회원의 의견을 우선시하고 존중함으로써, 우리는 깊은 신뢰를 쌓고 건강한 관계를 형성할 수 있다. 지식을 전달하는 것을 넘어 진정한 변화를 이끄는 주체로서 거듭나는 것이다.

전문가로 성장한다는 것은 자신의 경험을 넘어 회원의 경험을 이해하고, 그에 맞는 해결책을 제공하는 능력을 갖추는 것이다. 이 마인드셋을 통해 초보 강사는 10년 차 강사의 경험을 뛰어넘어 진정한 전문가가 될 수 있다.

때로는 전문가로서의 소신을 잠시 내려놓고, 회원의 의견에 귀 기울이는 노력을 더해보자. 그래야 우리의 전문성이 회원의 목표 달성에 유연하게 활용될 수 있다.

나부터 팔 수 있어야 한다

초보 강사가 10년 차 강사를 뛰어넘는 방법 중 하나는 바로 세일즈 마인드를 세팅하는 것이다. 많은 초보 강사가 '세일즈'라는 단어에 거부감을 느낀다. 강사의 역할과 어울리지 않는, 너무 상업적 냄새가 나지 않느냐는 이유에서다.

나 역시 그랬다. '세일즈'라는 단어를 쓰는 데 오랜 시간이 걸렸다. 하지만 내가 하고 있는 모든 활동이 실은 세일즈였음을 깨달은 후에는 세일즈를 '가치의 증명'이라고 새롭게 정의 내렸다. 그때부터 나는 분명히 말할 수 있게 되었다. 나부터 팔 수 있어야 한다. 그렇다면 어떻게, 어디서부터 나를 팔아야 할까?

첫째, '나'라는 상품을 알아야 한다.

나라는 상품을 냉정하고 객관적으로 분석하여 어떤 강점을 내세울지 판매 전략을 세우는 것이 중요하다. 내가 내세울 이력은 무엇인지, 어떤 운동 프로그램을 가졌는지, 다른 강사들과 차별화할 전문 분야는 있는지, 나를 둘러싼 환경과 능력을 평가해 보자.

그럼에도 확신이 서지 않는다면 앞선 장을 다시 읽고 자신을 충분히 이해하도록 하자.

둘째, 판매할 순간을 알아야 한다.

상품으로서 언제나 판매 준비를 갖추는 것은 기본이지만, 판매에는 적절한 타이밍이 따로 있다. 일반적으로 회원과의 만남에서부터 수업이 끝날 때까지는 '처음-중간-끝'이라는 세 가지 단계가 존재한다.

이는 절대적인 법칙은 아니지만, 적절히 활용하면 효과적인 판매로 이어질 수 있으니 기억해 두자.

처음 단계: 회원과의 첫 접점 단계이다.

이 단계에서는 나에 대한 명확한 어필이 필요하다. 필요한 자료로는 비포&애프터 포트폴리오, 회원 관리 일지, 면밀한 설문조사, 교육 커리큘럼 등이 있다. 모두 회원의 신뢰를 확보하는 데 효과적인 자료들이다.

중간 단계: 계약한 수업 횟수의 중반에 이를 때이다.

그간의 운동 성취도를 점검하는 중요한 시점이다. 세일즈는 단기간에 이루어지는 것이 아니므로 이 단계에서 세일즈의 성패가 대부분 결정된다. 중간 단계까지의 성취가 성공적이라면 다음 단계를 계획하고, 미흡한 부분이 있다면 즉지 계획을 수정해야 한다.

끝 단계: 계약한 수업 횟수가 끝나는 지점, 즉 결말을 짓는 단계이다.

지난 경험을 공유하고 앞으로의 방향을 제시하는 중요한 시점이다. 이 단계에서는 부족한 부분과 잘한 부분을 정리하고, 차후의 계획을 제대로 제시해야 한다. 회원은 이제 처음보다 많은 판단 기준을 갖게 된 상황이다.

스스로 계약을 지속할 것인지 어느 정도는 판단력을 갖췄다고 볼 수 있다. 그러니, 끝날 때까지 끝난 게 아니라고 할 수 있다.

셋째, '세일즈는 가치 증명'이라는 마인드셋이 필요하다.

나를 명확히 알고 판매할 순간을 정확히 알아도, 근본적으로 이런 마인드셋이 갖춰져 있지 않으면 소용이 없다. 세일즈는 가치를 증명하는 과정이다. 자본주의 세상에서 가치가 있는 제품은 노골적으로 들이밀지 않아도 고객이 알아서 구매한다.

'나'라는 상품도 회원이 알아서 사게끔 끊임없이 노력해야 한다. 마인드셋에 기반을 둔 노력 없이는 10년이 지나 당신의 가치가 오르는 것이 아닌 내려갈 수도 있음을 명심해야 한다.

강사는 무형의 서비스를 파는 직업이다. 어떤 고고한 이상을 가졌든 어차피 판매를 피할 수 없다면 효과적으로 판매해야 할 것이다.

'나부터 팔 수 있어야 한다'는 마인드셋은 초보 강사가 프로 강사로 성장하는 데 필수적이다. 성장을 원하는 강사라면 자신의 능력과 서비스를 명확히 이해하고, 이를 회원에게 효과적으로 전달할 수 있어야 한다.

물론 단지 파는 데에만 급급해선 안 된다. 강사로서 나의 가치를 설득력 있게 전달하면서 고객과의 신뢰를 구축하는 과정이 수반되어야 한다. 강사가 스스로 가치를 확신하며 그 가치를 적극 어필할 때 회원들도 비로소 진정성을 느끼며 더 많은 신뢰를 보낸다.

이는 장기적으로 강사와 회원 모두에게 만족스러운 결과를 가져다주며, 강사의 전문성과 시장에서의 입지가 탄탄해진다. 이를 잘 이해하여 세일즈 기회를 적극 활용하고자 힘쓴다면 초보 강사라 할지라도 10년 차 강사처럼 경력을 관리하고 발전시켜 나아갈 수 있다.

10년 차 강사도 뛰어넘을 수 있는 52분 수업

우리는 종종 100%의 노력으로 충분하다고 생각하곤 한다. 내가 운동을 처음 배우던 시절, 복근이 멋진 형에게 어떻게 하면 복근을 만들 수 있는지 물어보았다.

형은 "도저히 못 한다고 생각이 들 때 20개 더하면 된다"라고 말했다.

재미있는 점은 실제로 더는 못 하겠다는 생각이 들 때 포기하지 않고 계속하면 정말로 더 할 수 있다는 사실이다. 이렇게 우리는 실제보다 자신의 한계를 더 소극적으로 정하고 있을지도 모른다. 이 사례뿐만 아니라 어느 분야에서든 뛰어난 사람들은 적절한 수준으로 노력하지 않았다. **뛰어나려면 100%가 아닌 120%의 노력이 필요하다.**

초보 강사 시절, 나는 다른 초보 강사들처럼 열정으로 가득 차 있었다. 특히 경쟁 센터가 바로 앞에 위치해 있어서, 어떻게 하면 나만의 차별화를 이룰 수 있을지 늘 고민했다. 그 곳의 강사들은 나보다 나이도 많고, 경력도 오래되었으며, 몸도 좋았고, 센터 자체도 규모가 컸다. 마땅히 내세울 만한 것이 없어 처음으로 시도한 것은 우습게도 목소리를 크게 내는 것이었다. 결과가 어땠는지는 모르겠지만, 우리 센터 대표님은 그걸 좋아해 주셨다. 물론 그것만으로는 부족했기에 이번에는 수업 시간을 늘려 보기로 했다. 50분 수업이었지만 한 번도 50분에 끝낸 적이 없었다. 어떻게든 시간을 더 내서 회원들에게 그날의 운동 목표를 완전히 전달하고자 했다.

내게 주어진 '100'으로는 부족하다고 느꼈기에, '120'을 꽉 채워서라도 회원들에게 '100'을 전해 주고 싶었다. 나는 '충분히' 하는 걸 거부했다. '최고'를 지향했고, 그것이 내 수업에 반영되기를 바랐다.

이런 노력은 회원들에게 진정성 있게 다가갔지만, 애석하게도 지속 가능하지는 않았다. 결국 목이 쉬고, 밥도 제대로 먹지 못하는 경우가 많았다. 몸을 축내면서 만든 노력으로는 한계가 명확했다.

이 경험을 통해 나는 오히려 목소리를 적절히 조절하는 법을 터득했고, 수업 전후 프로그램을 개발해 회원들이 더 많은 시간을 운동에 할애할 수 있도록 계획했다. 이런 절충을 통해, 나는 회원의 운동 볼륨을 증가시키는 동시에 시간을 효율적으로 관리하는 방법을 터득했다.

결국, 120%의 노력을 기울이지 않았다면, 나 역시 다른 누군가처럼 100%를 기준에 두고 멈춰 있을 수도 있었다. 하지만 특별히 노력을 기울이고 가능한 모든 기회를 살린 덕분에 더 빨리 성장할 수 있었다.

나와 같은 경험은 다른 초보 강사들에게도 교훈이 될 거라 생각한다. 어려운 상황에 직면했을 때, 그걸 해결하기 위해 어떻게 창의적으로 접근할 수 있는지를 배우게 될 것이다. 100%를 주려는 사람과 120%를 주려는 사람의 태도는 분명히 다르며, 회원들은 이런 차이를 바로 알아차린다.

어디서부터 시작해야 할지 모르겠다면, **복잡하게 생각하지 말고 100이 아닌 120을 주기 위해 노력해 보자.** 그런 마인드셋이야말로 더 큰 발전을 이룰 수 있는 밑바탕이 되어줄 것이다.

할 수 있는 게 없으니까 무엇이든 할 수 있다

초보 강사였을 무렵, 멘토로 삼고 싶은 사람을 만났다. 나보다 한 살 많았던 그는 고등부, 대학부, 일반부에서 미스터 부산 그랑프리를 차지하고 각종 운동 자격증까지 소지하고 있어 실력만큼은 의심할 여지가 없었다.

그러던 어느 날, 우연히 그가 나보다 적은 급여를 받고 있다는 사실을 알게 되었다. 이 사실은 내게 큰 충격이었다. 내가 멘토로 삼고 싶은 사람이 초보인 나보다 돈을 덜 벌고 있다는 사실이 부끄러웠고, 이런 시장 구조가 잘못되었다고 생각했다.

당장 내가 구조를 바꿀 수는 없었으므로 최소한 스스로 부끄럽지 않기 위해 최선을 다했다. 모르는 것이 있으면 물심양면 물어보거나 관련 서적을 독파해서라도 다음 수업 시간까지 조금 더 나아져야만 했다.

그 결과, 모든 수업 하나하나에 최선을 다할 수 있었다. 지나고 보니 이것이야말로 초보 강사였던 나에게 무엇과도 바꿀 수 없는 장점으로 자리 잡았다는 것을 깨달았다.

나는 할 수 있는 게 없다고 생각했기에, 무엇이든 할 수 있었다.

이로 안 되면 잇몸으로라도 회원이 목적을 달성하도록 최선을 다했다. 성장 마인드셋을 기반으로 노력과 학습을 게을리하지 않았다. 나에게 운동 지도를 맡겨 준 회원에게 부끄럽지 않고자 늘 최선을 다했다. 아니, 포기하지 않았다. 초보자였기에 내 한계를 정하지 않았고, 무엇이든 해내야만 한다고 생각했다.

초보 강사에게 항상 말한다. 모르는 것이 당연하니, 알기 위해선 무엇이든 도전해야 한다고. 나는 할 수 있는 게 없다고 느낄 때마다 매주 운동 관련 교육을 배우러 다녔고, 막막할 때마다 추천받은 서적을 읽었다. 그 당시에는 몰랐지만, 그 순간이 내겐 초심자의 행운과도 같았다. 무엇을 해도 성장할 수 있는 시기이자, 성장해야만 하는 시기. 즉 절호의 기회였던 것이다.

모든 회원은 내가 초보자이길 바라지 않는다. 그렇기 때문에 나는 회원 앞에서 초보자가 아니어야 했다. 그렇게 전에는 갖추지 못했던 실력이 생겼고, 회원도 함께 노력하는 내 모습을 보며 없던 열정도 생겨났다. 이는 마인드셋과 실천에서 비롯된 선순환이었다.

물론, 도전 과정에서 겪는 실패를 가볍게 여겨서는 안 된다. 그 실패는 회원도 같이 겪는 것이기 때문이다. 그러니 언제나 최선의 선택을 통해 결과에 나아가는 것이 중요하다. 실패는 두려워하되, 책임질 수 있는 실패라면 각오하고 도전하라는 얘기다. 그 안에서 초보 강사임을 부정하지 말고 받아들여라.

불필요한 포장보다는 무엇이든 해내겠다는 열정과 성장 마인드셋으로 진정성 있게 접근하라. 이런 마인드셋은 나와 회원을 함께 성장시킬 것이다.

잊지 말자. 할 수 있는 게 없다면 무엇이든 할 수 있다. 무식할 때 용감 행동할 수 있다. 바로 그때, 내가 책임질 수 있는 범위 내에서 최선을 다해 행동하라. 이는 초심자에게 주어진, N년차 강사에게는 주어지기 어려운 행운이다.

하지만 빛이 있으면 그림자도 있기 마련이다. 결과가 좋았다고 해서 그것을 내 실력이라고 착각해서는 안 된다. 노력이 곧 실력이라고 착각할 때 '자만'이라는 그림자가 짙어진다. 노력이 실력이 되기까지는 시간이 필요하다.

그러니 행운의 이면을 잊지 말자. 이런 점만 경계한다면, 초보 강사에게는 한계가 없다. 스스로 끝을 정하지 않는다면 결코 그곳이 끝이 아니다. 그렇게 노력하다 보면 자연스럽게 노력은 실력이 되고, 두텁게 쌓인 실력은 '전문가'라는 이름으로 우리와 함께할 것이다.

잊지 마라. 할 수 있는 게 없으니까 무엇이든 할 수 있다.

청소부터 제대로

여기 술집에서 화장실 청소를 맡게 된 한 소년이 있다. 비위가 약한 그는 일을 시작하길 망설이고 있다. 이를 본 선배가 다가와 "내가 먼저 하면서 보여 줄게"라며 청소를 시작했다. 선배는 청소를 너무나도 깨끗하고 완벽하게 마쳤고, 그러고는 놀랍게도 컵 하나를 가지고 와서 변기 속 물을 떠 마신다. 이 광경을 본 소년은 큰 충격을 받는다. 선배가 자신의 일에 얼마나 자신감과 확신을 가졌는지, 소년은 그 순간 깊이 깨닫는다.

그날 이후 소년은 과거의 자신을 돌아보며 새롭게 결심한다. "내가 평생 변기만 닦게 되더라도, 이 세상에서 변기를 가장 잘

닦는 사람이 되겠다"고 말이다. 이 소년이 바로 훗날 전 세계에 250여 개의 호텔을 세우는 힐튼 호텔의 회장, 콘래드 힐튼(Conrad Nicholson Hilton)이다.

주어진 일에 어떤 마인드셋으로 임하느냐에 따라 이렇게 큰 차이가 만들어진다. 누군가에게는 그저 하찮은 화장실 청소이고, 누군가에게는 세상에서 제일 잘하는 일이 될 수 있다.

일의 주체는 결국 나다. 그 일은 비즈니스에서의 내 얼굴이 된다. 작은 행동에도 내 마음이 담기고 무의식이 묻어난다. 일에 임하는 태도에서 일의 가치가 결정이 나버리는 것이다.

그래서 나는 초보 강사들에게 남들이 기피하는 일부터 시작해 보라고 말한다. 많은 사람이 꺼리는 일일수록 그만큼 큰 의미를 지닐 가능성이 높기 때문이다. 그 일을 해낼 용기를 가진 사람이 많지 않다는 뜻이기도 하다.

누군가는 "왜 그렇게까지 일을 하느냐"라고 물을 수도 있겠지만, 그 말은 곧 자신은 그렇게 하지 못한다는 뜻과 같다. 할 수 있는데도 안 하는 것은 못하는 것과 다름없다. 남들이 피하는 일을 흔쾌히 해낼 수 있는 사람은 그만큼 깊은 역량을 갖추게 된다.

그리고 그런 일에서도 마인드셋을 담아낼 수 있는 사람이라면, 어떤 일에서도 두드러진 존재감을 발휘할 것이다.

옛날 한 노인이 고장이 난 수레바퀴를 고치고 있자, 철학자 하나가 그를 도왔다. 두 사람은 그렇게 힘을 합쳐 수레바퀴를 고쳐냈다. 그리고 철학자는 깨달은 바를 말했다. "이 작은 수레바퀴 하나도 제대로 돌아가지 않는다면, 수레는 목적지에 도달할 수 없다.

마찬가지로, 우리 사회에서도 가장 작은 역할을 수행하는 사람들의 기여가 없다면 제대로 돌아갈 수 없으니 이 모두가 중요하구나." 이 이야기 속 철학자는 소크라테스의 제자로 알려진 안티스테네스다. 그는 그 순간을 통해, 크고 작은 일을 떠나 우리가 맡은 모든 일에 최선을 다할 때 비로소 우리 삶이 진정한 가치를 가진다는 사실을 깨달은 것이다.

어떤 마인드셋으로 일을 임하느냐에 따라 일이 단순한 노동이 되기도 하고, 개인적 성장으로 이어지기도 한다. 모든 일에 최선을 다해 임할 것. 뻔하게만 느껴지는 이 마인드셋은 결국 나를 드러내는 수단이 된다.

작은 일과 큰 일을 구분 짓는 사람에게 다양한 기회가 알아서 찾아올까? 세상은 그렇게 호락호락하지 않다. 자신이 맡은 일에 크고 작은 기준을 두지 않고 자부심을 가질 수 있어야 한다.

삶은 태도에서 결정이 난다. 주어진 일을 어떻게 받아들이느냐에 따라서 그 결과가 달라진다. 다시 말해, 하고 있는 일의 가치는 본인이 만드는 것이다. 맡게 된 모든 일에 자부심을 가지고 임한다면, 우리는 그 어떤 도전도 극복하고 이룰 수 있는 힘을 얻을 것이다.

반면, 일을 단순한 노동으로만 받아들인다면, 그 일은 그저 단순한 일에 그칠 것이다. 내가 해낸 일들로 나의 삶은 표현된다. 그러니 어떤 마인드셋으로 임할지, 그 일에 어떤 가치를 부여할지는 바로 당신의 선택에 달려 있다.

초보 강사 마인드셋

PART 3

N년 차 강사 마인드셋

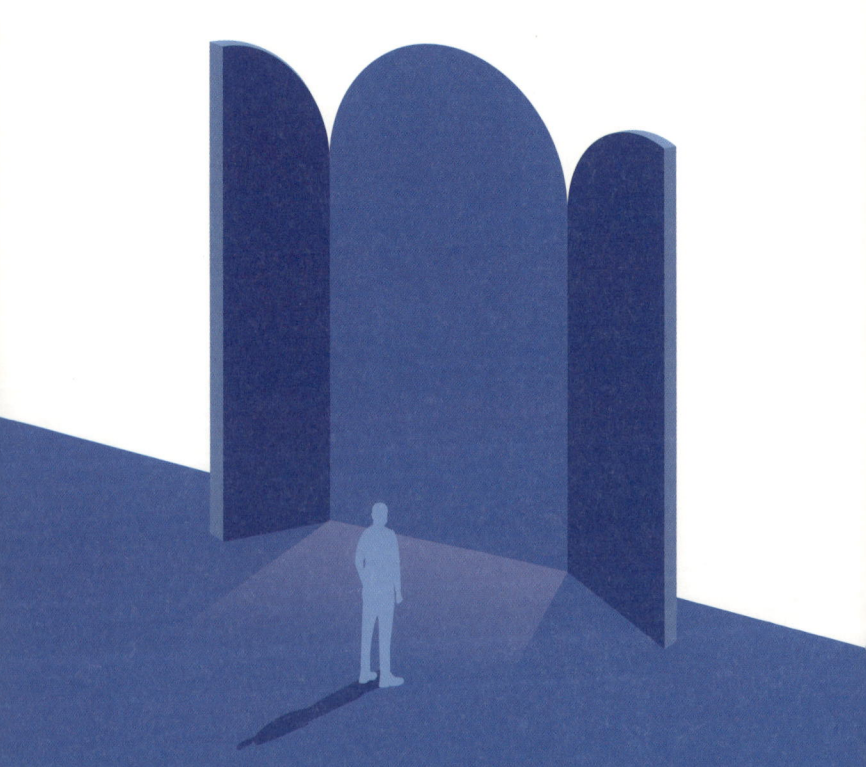

내가 가는 이 길이 맞는 길인가

도망친 곳에 낙원은 없다

이제 N년 차가 되면서 알게 되었을 것이다. 피트니스 강사라는 직업으로 살아가는 것이 절대 쉽지 않다는 사실을 말이다. 실제로 많은 이들이 피트니스 강사를 그만두고 다른 길을 모색하기도 한다. 하지만 그만둘 것이라면 진작에 그만두었어야 했다.

시간이 흘러서야 '이 일이 맞지 않았던 것은 아닐까?'라고 묻는 건 때늦은 질문일지도 모른다. 진정한 자기 이해와 객관적 평가 없이는 어떤 선택을 하든 같은 문제에 부딪힐 수 있다. 지금의 직업에 대한 고민이 정말로 직업 자체의 문제로 비롯된 것인지 아니면 다른 외부적, 내부적 요인 때문인지 분명하게 파악하는 것이 중요하다.

또한 새로운 일에 도전할 기회비용을 고려한다면 수년간 해 온 지금의 일을 다시 체계적으로 접근하는 게 효율적일지 모른다.

나는 진심으로 마지막 순간인 이 일을 그만두기 전에, 피트니스 강사로서 한번 더 재도전해 보기를 권한다. 이 업계에서도 원하는 삶을 아직 이루지 못했다면, 다른 곳에서도 별다른 결과를 기대하기 어렵다. 같은 사람이 같은 방식으로 살아간다면 결과는 크게 변하지 않기 때문이다. 그렇기에 지금, 피트니스 강사로서 성공 경험을 먼저 해 볼 필요가 있다.

세상 모든 일은 다 비슷하다. '세상을 다 살아보지 않았는데 어떻게 알겠느냐'고 반문할 수 있겠지만, 나 역시 피트니스 현장에서 마주한 고민들의 답을 여러 경험과 지식 속에서 찾았다. 주어진 지식을 상황에 맞게 잘 적용한다면, 세상은 본질적으로 연결된 하나의 흐름이라 생각한다.

즉, 일이라는 관점에서 큰 차이가 없다는 뜻이다. 그러니 그만둘 생각이라면, 다른 일을 시작하기 전에 먼저 3개월 동안 현재 직장에서 인정받기 위해 최선을 다해 보자. 지금까지 쌓아온 경험과 노하우를 모두 쏟아부으며, 눈 딱 감고 3개월만 해보면 진짜 내가 원하는 것을 볼 수 있을 것이라 생각한다.

앞서 했던 말은 예전에 내가 팀장으로 근무하던 시절에 한 동료 강사에게 하고 싶었던 제안이다. 그는 어느 날 내게 허심탄회하게 말했다.

"팀장님, 저 이 일 그만두려고요." 나는 무슨 일이냐고 물었고, 그는 이렇게 답했다.

"제 친구가 배달 일을 하는데, 저보다 적게 일하고 돈을 더 많이 벌더라고요."

그때 해 주고 싶은 말은 정말 많았지만, 결국 아무 말도 하지 못했다. 그는 얼마 전까지만 해도 5년 안에 자신의 센터를 오픈하겠다는 꿈을 얘기하던 사람이었기 때문이다.

여기서 그에게 하지 못한 말을 대신 풀어내고 있지만, 지금이라도 각자 근무지에서 인정받을 수 있는 일에 도전해 보라는 제안을 하고 싶다.

그 당시 그는 동료 7~8명 중에서도 가장 낮은 월급을 받고 있었다. 하지만 같은 공간에서 2배 이상 버는 강사도 있었고, 나는 3배를 벌고 있었다.

그러니 고민된다면 지금 있는 곳에서부터 인정받기 위해 노력해 보자. 그렇게 인정받은 뒤에 이직을 결심한다면, 나는 응원해 줄 것이다. 무슨 일이든 해낼 것이라 믿기 때문이다.

하지만 이왕 피트니스 업계에서 인정을 받았다면, 강사 일에 더 매진해 볼 것을 추천하고 싶다. 그 이유는 자신이 증명했으니 내가 구태여 설명하지 않아도 될 것이다. **무엇이 되었든, 대안이나 깊은 고민도 없이 도망친 곳에 낙원은 없다.**

오늘 행동하지 않으면 내일도 다르지 않다

"우물쭈물하다가 내 이럴 줄 알았다."

영국의 극작가 버나드 쇼(George Bernard Shaw)의 묘비명이다. 무언가 고민만 하며 망설이다 보니 죽음까지 오고 말았다는 해학적인 표현이다.

이는 우리에게 많은 생각을 하게 만든다. 삶은 기다려주지 않는다. 지금 우리는 무엇을 우물쭈물하고 있는가? 후회할 일을 남겨서는 안 된다.

앞서 <초보 강사> 편에서 실력의 중요성을 거듭 강조했다. 초보 강사 시절에는 실력을 갖추기 위해 투자할 시간이 부족하다는 것이 사실이다. 하지만 이제 N년 차가 된 지금은 어떤가? 진정한 성장을 이루었다고 느끼는가? 아니면 여전히 같은 자리에 머물러 있는가? 만약 여전히 초보자와 다를 바 없다고 느낀다면, 이는 결국 본인의 가치를 증명할 만한 노력을 기울이지 않았기 때문일 것이다. 피트니스 시장은 매우 냉정하다.

월급은 단순한 수입 그 이상이다. 이는 내가 이 시장에서 어느 정도의 가치를 지니고 있는지를 명확히 보여주는 지표다. 이 시장은 실력만 있다면 곧바로 연봉이 두 배, 세 배로 오를 수 있는 기회를 제공한다. 하지만 스스로 성장하려는 노력이 없다면, 아무리 시간이 흘러도 그 결과는 달라지지 않는다.

이제 선택은 당신의 몫이다. 지금이라도 본인에게 과감히 투자하라. 이 시장은 여전히 성장 가능성이 무한하고, 자신의 가치를 높이고자 하는 이를 환영한다. 연봉이 두 배, 세 배로 오른다면 삶의 질이 달라질 것이다.

연봉의 차이는 단순히 돈의 문제가 아니라, 시간과 삶의 질을 바꾸는 큰 변화다. 지금껏 미뤄왔던 변화에 대해 더는 핑계 대지 말고, 자신에게 투자하며 성장하려는 의지를 가지자. 지금이 바로 그 기회다.

안타까워 잔소리를 늘어놨지만, 내 바람은 희망을 주는 것이다. 아직 늦지 않았다. 스스로 얼마나 게을렀는지 깨달았다면 지금이야말로 기회다. 자신의 가치를 증명하고자 하는 이를 적극적으로 포용하는 시장, 투자한 만큼 이익을 얻는 시장, 그런 피트니스 시장에서 본인에게 투자하지 않는 것만큼 어리석은 짓은 없다.

방법은 단순하다. 몸이 좋다면 머리를 채우고, 머리를 채웠다면 몸을 가꿔라. 피트니스 시장이 원하는 기준에 맞춰 목표를 세워라. 피트니스 강사가 시장에서 할 수 있는 일은 무궁무진하다. 갖추고 싶은 역량이 있다면 가능한 한 모두 도전해 보자.

내 가치를 높이기 위해서라면 가장 싫어하는 일, 가장 못 하는 것부터 도전해 보자. 그것만으로도 충분히 프로에 가까워질 수 있다. **노력한다는 건 곧 하고 싶은 일을 위해 하기 싫은 일에도 시간과 비용을 투자하는 게 아니겠는가.** 지금까지 그랬던 것처럼, 좋아하는 일만 반복한다면 당신을 기다릴 미래는 지금, 이 현실과 다를 게 전혀 없을 것이다.

포기하는 것도 정답이다

살다 보면 내가 가는 길이 맞는지 확신이 서지 않을 때가 있다. 그런 시간이 길어지면, 왜 고민하고 있는지조차 알 수 없을 때가 온다. 이렇게 방황하는 N년 차들에게 묻고 싶다. 뻔히 보이는 정답을 두고 왜 애써 방황하고 있느냐고.

그 정답은 바로 '포기'다. 고민은 더 많은 고민을 낳을 뿐이다. 풀리지 않는 문제를 두고 계속 방황하는 대신, 포기하면 모든 것이 편해진다. "포기할 거면 진작 했지"라고 반박할 수도 있을 것이다. **그렇다면 왜 아직 포기하지 않았는가? 그 이유를 찾아보자. 그 이유야말로, 우리가 이 일을 붙잡고 있는 진짜 이유다.**

"왜 이 일을 포기할 수 없는가?"라고 스스로 물어보자. 그 대답은 다시 나아갈 수 있는 동력이 되어줄 것이다. 이번에는 "왜 이 일을 선택했는가?"라고 질문해 보자.

초심을 상기하면, 자연히 나아가야 할 이유와 방향이 보일 것이다. 포기할 수 없는 이유가 곧 나아갈 이유가 되고, 처음 이 길을 선택한 초심이 우리의 나침반이 되어준다. 이쯤 되면 나아가지 않을 이유를 찾는 것이 오히려 더 이상할 정도다.

이제 나아갈 이유도 방향도 정해졌다. 그다음은 장애물을 제거해야 할 때다. 내가 평상시 머리가 복잡할 때 즐겨 쓰는 방법이다. 지금 무엇이 고민인가 질문하며 생각나는 전부를 A4 용지 한 장에 적어 보자. 쓰지 않았다면 이다음은 읽어도 도움이 되지 않을 것이다. 그러니 번거롭고 시간이 걸리더라도 꼭 써보고 다음 글을 읽기를 바란다.

글자를 크게 써 내려간다 해도 A4 용지 한 장을 채우지 못할 고민일 것이다. 이것이 바로 우리가 마주한 문제의 실체다. A4 용지 한 장도 되지 않는 작은 것들. 우리는 이 작은 문제들 때문에 방황하고 있었던 것이다. 이제 이 조그만 고민들을 다시 단계별로 나누어 살펴보자.

① 해결할 수 있는 고민과 해결할 수 없는 고민, 둘로 나눈다.
⇓
② 해결할 수 있는 고민 중에 시간이 급한 순으로 순위를 표기한다.
⇓
③ 그중 가장 중요한 고민은 별 표시를 한다.
⇓
④ 이제 급하고 중요한 고민에서 급한 고민 차례로 해결책을 세워 본다.
⇓
⑤ 해결할 수 없는 고민이라면 고민할 필요 역시 없단 뜻이다.
말 그대로 해결할 수 없으니 포기하자.

내가 가진 고민(장애물)을 다 적어 보고 분류해서 해결책까지 세워 보았다. 단기간에 해결할 순 없을지 모른다. 하지만 중요한 건 이제 장애물도 줄었고, 나아가야 할 길과 방향만이 내 앞에 놓였다는 점이다. 그 방향을 따라 용기 있게 한 걸음씩 내디디며 다시 나아가 보자. 이제는 뒤돌아보지 마라. 눈앞의 길에 집중하며,

조금씩 나아가 보자. 그 길을 따라가다 보면 언젠가 미처 해결하지 못했던 고민도 자연스럽게 풀리거나 희미해질 것이다.

완벽한 정답은 없을지라도, 우리가 경험한 모든 것은 결국 값진 교훈이 되어 줄 것이다. 그 길었던 방황을 보상해 주듯 말이다. 그러니 명심하자. **포기하지 못할 거면 끝까지 가 봐라.**

마지막 결정은 하늘이 한다

체대 입시를 준비하던 어느 날, 실기 종목별 모의평가가 있었다. 당시 나는 발목 외측 인대 완전 파열로 재건술을 받고 재활 치료를 받는 중이었다. 그날은 수술 이후 처음으로 모의평가에 도전하는 날이었다. 오전에 진행된 종목별 평가에서 나는 모두 만점을 받으며, 그동안의 노력이 보상을 받는 듯한 기쁨을 느꼈다. "지성이면 감천"이라는 말을 몸소 실감했다.

오후 첫 평가는 100m 달리기였다. 새로 산 러닝화를 신으며 가벼운 발걸음으로 워밍업을 하던 나는 마치 날아갈 듯한 기분이었다. 드디어 기록 측정이 시작되었고, 치고 나가는 힘이 좋아 만족스러운 속도로 끝선에 가까워졌다. 그런데 문제는 감속하는 순간 발생했다. "빠각" 하는 소리와 함께 발목이 접질렸고, 그 순간 나는 MRI를 찍지 않아도 알 수 있었다. '인대가 또 터졌구나.'

하지만 나는 포기하지 않았다. 반깁스를 한 채 실기 준비를 계속했고, 실기 전날 병원에서 마취 주사를 맞으려 했다. 그러나 의사는 마취 주사를 맞으면 제대로 걷기도, 뛰기도 힘들 거라며 만류했다. 함께 간 어머니도 내 두 손을 꼭 잡으며 간절히 말렸다. 병원을 나서는 차 안에서 어머니는 조심스레 말씀하셨다.

"세상은 원래 뜻대로 흘러가지 않는단다."

최선을 다해도 원하는 결과를 얻지 못할 때가 있다. 삶이 순조롭지 않고, 마치 슬럼프에 빠진 듯한 순간이 찾아올 때마다 나는 어머니의 말씀을 떠올린다. 그날이 나에게 찾아오지 않았으면 좋았겠지만, 결국 찾아왔던 것처럼 지금은 세상이 뜻대로 흘러가지 않는다는 것을 안다. 그리고 '진인사대천명(盡人事待天命)'이라는 말을 마음에 품고 살아간다.

인간은 할 수 있는 최선을 다하고, 그 결과는 하늘에 맡긴다. 이 마음가짐은 우리의 노력이 무의미하다는 뜻이 아니다. 오히려 우리가 통제할 수 없는 결과에 대한 걱정을 덜어주며, 다시 도전할 수 있는 용기를 준다. 과정과 결과를 모두 뜻대로 할 수 있다면 좋겠지만, 인생은 결코 우리의 계획대로만 흘러가지 않는다.

그래서 모든 결과를 개인의 실패나 성공으로 단정 짓기보다, 그 과정 자체를 소중히 여기는 것이 중요하다. 최선을 다하는 데도 용기가 필요하듯, 그 결과를 받아들이는 데에도 큰 용기가 필요하다. 예상치 못한 좋은 결과든, 아쉬운 결과든, 그 모든 과정은 결국 우리를 더 단단하게 성장시킨다.

최선을 다한 일에 미련을 두지 말자. 부족했다면 다음엔 더 잘하면 된다. 지나간 일을 정리해야 새로운 기회가 생긴다. 나 역시 결과에 연연할 때가 많았지만, 결국 마지막 결정은 내가 아닌 하늘이 한다는 것을 깨달았다. **지금은 그 어떤 결과도 받아들일 수 있는 용기를 갖는 것이 가장 중요하다고 믿는다.**

정답에 얽매이지 말자. 만약 세상에 간단한 해답이 존재했다면, 이런 고민도 필요 없었을 것이다. 우리가 선택한 길에서 후회 없이 최선을 다하는 것이 중요하다. 어떤 결과는 우리의 통제를 벗어날 수 있으며, 세상은 단순한 인과관계로만 이루어지지 않는다.

만약 발목 인대가 다쳤던 그날 체대 입시를 포기했더라면, 나는 지금 이 글을 쓰고 있지 않았을지도 모른다. 내가 사랑하는 이 직업을 가지지도 못했을 것이다. 그러니 포기하지 마라. 최선을 다한 뒤, 주어진 결과를 받아들일 수 있는 용기가 있다면 그것이 곧 성장의 디딤돌이 된다.

비워야 채울 수 있다. 그리고 그 속에서 우리는 우리만의 답을 찾을 수 있다.

N년 차에게 주어지는 성장의 전환점

매너리즘을 성장으로 바꾸는 3가지

어느덧 여러분은 초보 강사를 넘어 피트니스 업계가 어떻게 운영되고 있는지 파악이 가능한 N년 차 강사가 되었다. 이러한 과정을 거친 N년 차 강사들에게는 뜻하지 않던 선물이 주어지는데, 그것은 바로 매너리즘이다.

매너리즘은 N년 차라면 공통적으로 겪는 경험이다. 피트니스 강사의 일상을 들여다보면 그럴 수밖에 없다. '집-일' 또는 '집-

일-운동'의 무한한 반복이다. 물론 그런 반복이 주는 가치도 있겠지만, 매너리즘을 겪기 쉬운 환경인 것도 사실이다.

운동은 일이자 취미이다 보니 분리가 어려워 워라밸(Work-life Balance)의 경계가 다른 직업군에 비해 더 모호하고, 그런 이유로 매너리즘은 강사들에게 더욱 빨리 찾아온다.

사실 이런 매너리즘에 빠지는 건 그 자체로 축하할 일이기도 하다. 반대로 생각해 보면 초보 강사 때는 모든 일이 낯설어 여러 순간이 스트레스였지만, 이제는 그런 상황이 어느 정도 익숙해졌다는 뜻이기 때문이다.

그래서 나는 매너리즘을 '반복 속에 쌓인 보너스 타임'이며, N년 차 강사에게 주어지는 성장의 관문으로도 생각한다. 위기를 기회로 바꾼다는 말이 있듯이, 성장의 관문이 될 수도 있는 매너리즘을 극복하기 위한 3가지 방법을 소개하고자 한다,

> **첫 번째, 새로운 취미 생활을 하는 것이다.**

운동과는 전혀 다른 활동을 선택해 보자. 약간의 흥미라도 가지고 있다면 좋다.

예를 들어, 음악, 미술, 요리 등 평소 해보지 않았던 활동에 도전해 보는 것이다. 새로운 취미는 일상에서 벗어나 정신적인 여유를 주며, 일과의 분리를 통해 매너리즘에서 벗어나도록 도와준다. 귀찮고 낯설다는 이유로 망설이지 말고 적극 새로운 취미 생활에 도전해보면 많은 부분에서 환기가 된다.

두 번째, 달성 가능한 단기적인 목표를 설정하는 것이다.

목표는 작고 명확해야 하며, 도전적이면서도 성취감을 느낄 수 있어야 한다.

30분간 조깅하기, 특정 자격증 공부하기, 일주일 동안 새로운 레시피로 요리하기 등을 설정해 보자. 작은 목표를 이루면서 느끼는 성취감은 매너리즘에서 벗어나는 데 큰 도움이 된다. 성취한 후에는 자신에게 작은 보상을 주어 긍정적인 동기 부여를 지속해 보자.

세 번째, 삶을 재정의하는 것이다.

일과 삶의 의미를 다시 한번 돌아보며, 나에게 중요한 가치가 무엇인지 고민해 보자. 일상에 지쳐 미처 돌아보지 못했던 자신의 삶을 다시 살펴보는 과정은 새로운 시야를 갖게 하고, 나의 역할과 목표를 재정립할 기회를 제공한다. 이를 위해 일기 쓰기, 명상, 또는 자신에게 질문을 던지는 시간을 가져보는 것도 도움이 될 것이다.

이 3가지 방법을 적극 실천하면 단순히 매너리즘에서 벗어나는 것만이 아니라, 자신의 업무와 삶에 새로운 의미와 방향을 부여할 수도 있다.

사실 '매너리즘(Mannerism)'은 르네상스 미술에서 바로크 미술로 전환되는 사이 나타난 과도기적인 미술 양식을 가리키는 말로, 이 시기 예술가들은 기존의 규범과 틀에서 벗어나 새로운 형식과 기법을 실험했다고 한다. 르네상스의 균형과 조화로운 미를 넘어서 더욱 표현적이고 감정적인 바로크 스타일로 전환하는 시기였는데, 쉽게 말해 매너리즘을 거치고서야 바로크라는 역사적이고 파격적인 시대가 열렸다는 이야기다.

그러니 **매너리즘은 단순한 정체기가 아닌 성장의 중요한 전환점이다.** 이를 극복한 사람들에게는 개인적 성취를 넘어서는 큰 보상이 주어지며, 이는 곧 새로운 성장의 기회로 이어진다. 매너리즘을 두려워하기보다 이를 성장과 진보의 계기로 삼아 두 팔 벌려 맞이하자.

이 시기를 넘어서면 새로운 시대가 열리며, 진정한 전문가로 거듭나게 될 것이다. 지금이 바로 변화를 시작할 때다. 매너리즘을 성장의 관문으로 삼아 새로운 시대로 나아가자.

실력 없이 노하우만 쌓이는 이유

운동을 배우기 위해 유튜브(Youtube) 같은 플랫폼을 활용하는 건 비단 일반인들만의 이야기가 아니다. 많은 피트니스 강사들 역시 유튜브를 통해 운동을 배우고 있다. 아이러니하게도, 이는 문제가 될 수 있는데, 유튜브 속 정보가 반드시 나쁘다는 것은 아니지만 무분별한 정보들 속에서 선택과 판단 능력을 갖추지 못한 강사들이 단순히 남의 방식을 베끼는 데 그치기 때문이다.

어느 날에는 이 방법이 좋다고 따라 해 보고, 얼마 지나지 않아 또 다른 방법을 따라 해 보는 식으로, 근거 없는 주먹구구식 접근이 반복된다. 그 피해자는 결국 강사가 아니라 고객이다. 그렇게 게으르고 내실 없이 시간만 보낸 강사는 결국 실력은 부족한 채, 겉으로만 그럴듯한 노하우만 쌓이게 된다.

실력을 갖추지 않고 표면적인 방법만 익히는 것은 고객과 자신의 발전 모두를 저해할 뿐이다.

특히 요즘 피트니스 시장에서는 "세일즈만 잘해도 상위 1% 트레이너가 될 수 있다"는 말이 흥행하고 있다. 어떤 대표는 "결국 피트니스는 세일즈가 다인 것 같다"라고까지 말한다. 나는 이러한 언행을 보며 참 씁쓸했다. 마냥 부정할 수 없는 부분이라 더욱 씁쓸했다. 많은 강사들이 경기 불황 탓에 본질보다는 현상을 좇고, 생존을 위해 세일즈에 매달리고 있다. 심지어 돈을 버는 데 자격증이 필요하지 않다는 이유로 쓸모없다고도 한다.

나 역시 자격증이 모든 것을 대변한다고는 생각하지 않지만, 목표를 가지고 공부해 본 경험이 없는 사람들이 자격증의 가치를 함부로 평가하는 것은 다소 아쉬운 부분이다. 해보고 싶은 공부도, 해본 공부도 없는 사람이 단순히 소득만을 기준으로 자격증을 깎아내리는 모습은 더욱 안타깝다.

자격증의 가치는 그 과정을 통해 배우고 성장하는 데에 있다. 본질을 잃지 않고, 진정한 실력을 갖추기 위해서는 끊임없이 배우려는 태도가 중요하다. 실력은 단순히 세일즈로만 얻을 수 없고, 이는 시간이 지나면 지날수록 얕은 지식이 드러나게 되어 있다.

단언컨대 본질은 변하지 않는다. 1:1 레슨을 받는 회원은 운동을 통해 이루고자 하는 목적이 분명한 사람이다. 그건 변하지 않는다. 그런 이들을 누구나 접할 수 있는 얕은 지식만으로 지도할 수 있을까? 결코 그렇지 않다. 현상만을 좇는 강사들은 금세 인기를 잃고 실력을 갖춘 사람들이 당당해질 날이 올 것이다. 물론 고객의 마음을 사로잡는 세일즈 스킬을 등한시해서는 안 되겠지만, 무엇보다 본질이 먼저라는 이야기를 하고 싶다.

현재 피트니스 시장에서는 실력 없이 노하우로 무장한 강사들이 많다. "3개월 다이어트 프로필 반"이라며 고객에게 단군 시절 곰처럼 하루에 고구마 300g, 닭가슴살 300g만 먹으라고 한다. 마치 100일의 기적을 기대하듯 말이다. 심지어 일반인을 대상으로 탄수화물을 완전히 빼버리게 하는 경우도 있다. 강사 본인이 그런 방식으로 성공했다고 해서 고객에게도 똑같이 적용하는 것이다. 잘못된 지식과 신념으로 무장한 강사의 단호함에 맞설 회원은 거의 없다. 몸은 몸대로 상하고 마음은 지친다. 유명 인플루언서 피트니스 강사들도 종종 이런 식의 접근을 한다는 얘기를 들으면 씁쓸하다.

"내가 서울대를 갔으니 너도 내 방식대로 하면 갈 수 있다"는 식의 지도는 무책임하다. 우리는 회원의 건강과 목표를 책임지는 전문가다. 그들을 위해 얄팍한 노하우가 아닌 탄탄한 실력으로 지도해야 한다. 노하우가 아닌 실력으로 무장한 지도만이 진정한 가치를 전달한다는 점을 기억하자.

이런 문제는 다이어트뿐만 아니라 재활(교정) 분야에서도 나타난다. 피트니스 강사가 재활 PT 명목으로 수업을 하다 보면 결과가 좋아진 회원님들이 "의사보다 나아요", "선생님 최고예요"라며 칭찬하는데, 이 몇 마디에 자신감이 지나치게 올라서는 자신이 마치 허준으로 빙의한 듯 행동하는 강사도 많이 봐 왔다.

신규 강사 면접 때 재활이 특기라는 3년 차 강사도 본 적이 있다. 모든 재활에 자신 있다며, 3개월이면 모든 문제를 해결할 수 있다고 주장하기까지 했다. 충격적이었다. 그래, 백 번 양보해 이해한다. 이른바 '허준병'이 걸리는 시기가 있다.

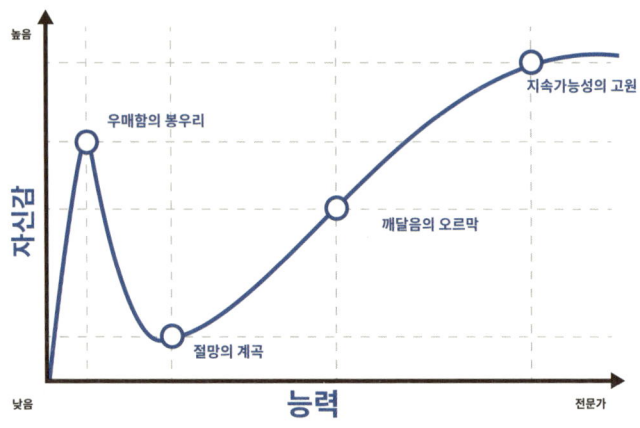

더닝-크루거 효과(Dunning-Kruger Effect)

더닝-크루거 효과(Dunning-Kruger Effect) 라고도 불리는, "나는 다 알아"라고 자부하는 이 시기는 누구에게든 찾아온다. 그때를 조심해야 한다. 어설픈 실력과 노하우로 상황을 극복했을 때 나타나는 현상이다. 이 시기가 오랫동안 지속되면 '근자감(근거 없는 자신감)'이 문제를 일으킬 수 있다. 되도록 빨리 자신이 이런 상태임을 깨닫고 스스로를 냉정하게 돌아봐야 한다.

벼는 익을수록 고개를 숙이는 법이다. 더닝-크루거 효과는 전문가가 되어 가는 과정에서 어쩌면 필수적인 단계일 수 있지만, 이 과정을 통해 빨리 깨달아야 한다. 어떤 명의도 3년 차에 허준

일 수는 없다.

따라서 '노하우'에만 의존하거나 그것만을 좇는 것은 위험하다. 유행은 시간이 지나면 변하지만, 클래식이 언제나 가치를 잃지 않는 것처럼, 실력은 변하지 않고 영원히 빛을 발한다.

근성장을 넘어 뇌성장으로

근육통을 처음 느껴 봤을 때를 기억하는가? 나는 처음 하체 운동을 했을 때가 떠오른다. 운동 후에 버스를 타려고 발을 들었는데 들리지 않아 하마터면 그대로 고꾸라질 뻔했다. 게다가 계단을 내려갈 때는 얼마나 고통스러웠는지, 다들 말 안 해도 알 것이다. 절뚝거리며 계단을 내려가는 건장한 청년 하나. 그걸 쳐다보던 사람들의 시선, 아직도 눈에 선하다. 그때 당시 힘들긴 했어도 그게 꼭 성장의 증거 같아 괜스레 기분이 좋았다.

이제는 근육통이 있어야만 근육이 성장하는 게 아니란 걸 알고 있다. 하지만 아직도 나는 운동 후 근육통이 있을 때가 더욱 기분이 좋다. N년 차 피트니스 강사들에게 이런 경험들은 당연히 있을 것이다.

반면, 이러한 근성장에 비해 등한시하는 게 있다면 바로 '뇌 성장'이 아닐까 싶다. N년 차가 되면 느끼겠지만, 피지컬이 좋은 것만으로는 피트니스 시장의 모든 수요를 충족시키긴 어렵다. 더군다나 시간이 흐르면 흐를수록 더 젊고, 피지컬이 좋은 열정적인 사람들이 계속 나타난다.

그렇다면 생각해 보자. **피지컬도 좋은데 지식까지 갖춘 강사라면 어떨까?** 현재 시장의 다양한 니즈를 충족시킬 수 있고, 올라운더로 활동이 가능하다. 그야말로 문무(文武)를 갖춘 사람이 되는 것이다. 하지만 무작정 공부만 한다고 단기간에 지적인 강사가 될 수는 없다. 그렇다면 그런 지식을 갖추기 위해서는 어떻게 해야 할까? 가장 중요한 것은 지식을 받아들일 수 있도록 뇌를 먼저 성장시켜야 한다.

피트니스 강사로서 전문성과 역량을 키우기 위해 꼭 필요한 뇌 성장 방법 세 가지를 소개한다.

첫째는 글쓰기다.

언뜻 듣기엔 다소 당황스러울 수 있다. '왜 피트니스 강사가 글쓰기를 해야 할까?'라고 생각할 수도 있겠다. 하지만 이유는 명확하다. 글쓰기는 자신의 생각을 정리하고, 회원과 깊이 소통할 수 있는 중요한 도구다. 피트니스 강사는 단순히 운동을 가르치는 직업이 아니다. 회원의 변화와 성장을 돕고, 그들과 원활히 소통해야 한다. 이를 위해선 자신의 생각과 언어를 명확히 정리할 수 있어야 한다.

글은 말과 달리 수정하고 다듬을 수 있는 강점이 있다. 글쓰기 과정을 통해 우리는 혼란스러운 생각을 정리하고, 사고력을 키우며, 언어 표현력을 강화할 수 있다. 글쓰기를 통해 얻을 수 있는 효과는 크게 세 가지다.

1. 사고력 향상
글을 쓰는 과정에서 자신의 생각을 명확히 파악하게 된다. 복잡한 생각들을 체계적으로 정리하며 사고력이 깊어진다.

2. 자기 이해와 타인 이해 능력 향상
글쓰기를 통해 자신의 감정과 생각을 표현하면 자기 자신을 더 잘 이해하게 되고, 나아가 타인의 입장도 공감하고 이해하는 능력이 높아진다.

3. 표현력 향상
글쓰기 훈련은 생각을 구체적으로 정리하고 표현하는 능력을 향상시킨다. 이는 회원과의 소통과 운동 지도력에도 큰 도움이 된다.

글쓰기를 시작하는 방법은 간단하다. 인스타그램, 네이버 블로그 같은 SNS를 활용해보자. 이는 피트니스 강사들에게 주요 마케팅 채널이기도 하다. 글을 쓰면서 자연스럽게 자신을 홍보할 수 있는 장점도 있다.

간단한 주제를 정해 부담 없이 시작해 보자. 너무 어렵다면 나만의 메모장에 짧게 적는 것부터 시작해도 좋다. 중요한 것은 '일단 쓰는 것'이다.

글을 쓰는 과정에서 회원들이 흥미를 느낄 만한 주제를 찾아보고, 그들의 니즈에 맞는 정보를 제공하는 법을 배울 수 있다. 이는 회원과의 소통을 더욱 깊게 만들 뿐만 아니라, 나만의 브랜드를 구축하는 셀프 브랜딩 도구로도 활용할 수 있다.

가장 중요한 것은 바로 지금 시작하는 것이다. 글쓰기는 회원과의 유대를 강화하고, 더 나은 운동 강사로 성장할 수 있는 발판이 될 것이다.

두 번째는 메모다.

메모의 중요성을 간과하기 쉽지만, 이는 단순한 기록 이상의 의미를 가진다. 글쓰기가 생각을 체계적으로 정리하는 힘을 길러준다면, 메모는 정보를 온전히 받아들이고 저장하는 데 도움을 준다.

우리는 매일 엄청난 양의 정보를 접하지만, 그 대부분은 금세 잊혀진다. 메모는 정보를 기억하고 내재화하는 가장 간단하면서도 효과적인 도구다.

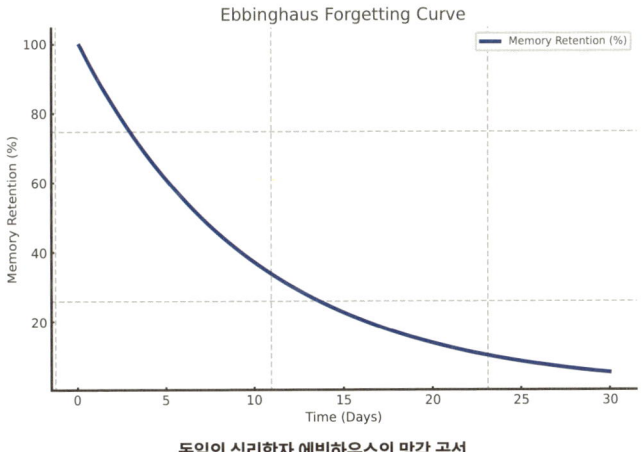

독일의 심리학자 에빙하우스의 망각 곡선

위의 그래프는 인간이 망각의 동물임을 잘 보여 준다. 우리는 새로운 정보를 접한 지 단 10분 만에 이미 잊기 시작한다는 사실을 알 수 있다. 그래서 중요한 정보를 되새기기 위해 재인식의 도구가 필요한데, 메모가 바로 그 역할을 해준다.

하지만 여기서 중요한 것은 단순히 메모하는 것에 그치지 않고, 나만의 생각을 메모를 한 정보에 더하는 것이다. 그래야만 그 정보가 단순히 '기록된 것'을 넘어 실제로 사용 가능한 '나만의 지식'으로 변하게 된다.

그렇다면 어떤 메모부터 시작하는 것이 좋을까? 가장 기본적이면서도 효과적인 방법은 회원들의 운동 기록을 작성하는 것이다. 수업이 끝난 후 회원들의 상태와 발전 상황을 간단히 메모해 보자. 여기에 회원들에게 유용할 만한 팁이나 운동 정보를 추가한다면, 그 메모는 단순한 기록을 넘어 회원 맞춤형 가이드로 발전할 수 있다.

이렇게 메모가 쌓이면 회원들을 더 깊이 이해하게 되고, 그만큼 더 효과적인 지도를 할 수 있게 된다. 작은 메모 습관이 큰 변화를 가져올 수 있다. 메모를 통해 기억력을 향상시키고, 지식을 체계적으로 축적하며, 한 단계 성장하는 자신을 발견할 수 있다.

메모는 단순한 기록이 아니라, 내일의 나를 더 나아지게 만드는 강력한 도구다. 지금부터 이 작은 습관을 시작해보자.

세 번째는 걷기 명상이다.

걷기 명상은 언제 어디서나 쉽게 실천할 수 있는 명상법이다. 사람을 상대하는 직업에서 가장 중요한 것 중 하나는 적절한 거리감이다. 너무 가까워도, 너무 멀어도 관계는 균형을 잃기 마련이다. 이는 회원과의 관계에서도 마찬가지다.

피트니스 강사는 다양한 개성과 니즈를 가진 회원들을 상대해야 한다. 그렇기에 다른 사람을 잘 돌보기 위해선 나 자신을 돌보는 시간이 꼭 필요하다. 걷기 명상은 우리의 뇌와 마음을 정리하고 돌보는 소중한 시간이다.

생각과 감정이 얽히고 복잡해질 때, 걷기는 단순하지만 매우 효과적인 힐링 타임이다. 자연스럽게 한 걸음씩 걸으며 마음을 비우고, 자신의 내면과 조용히 마주하는 시간을 가져보자. 걷기 명상을 통해 우리는 내적 균형을 되찾고, 회원들과의 관계에서도 더 깊고 안정적인 소통을 이룰 수 있다.

위대한 인물들에게 걷기는 단순한 신체 활동을 넘어 삶과 사고를 변화시키는 중요한 행위였다. 프리드리히 니체는 "진정으로 위대한 생각은 모두 걷기에서 나온다"고 했고, 히포크라테스는 "걷기는 인간에게 최고의 약이다"고 말하며 걷기의 가치를 강조했다.

조앤 K. 롤링 역시 "아이디어는 보통 걷고 있을 때 떠오른다"고 하며 매일 걷기를 실천했다고 한다. 이처럼 걷기는 단순한 신체 활동을 넘어 우리의 내면을 성장시키고 새로운 영감을 얻는 중요한 시간이 된다.

걷기 명상을 통해 우리는 스스로에게 소중한 휴식의 시간을 선물할 수 있다. 심리적, 육체적으로 자신을 돌보는 시간은 단순한 쉼을 넘어 마음의 여유를 찾아주는 과정이다. 걷는 동안 생각을 정리하고 방향을 설정하며 우리는 더욱 명확한 목표와 계획을 세울 수 있다.

그러니 오늘부터 짧은 산책이라도 시도해보자. 이 작은 시간은 뇌와 몸을 위한 최고의 선물이 되어 당신을 더 강하고 균형 잡힌 운동 강사로 만들어 줄 것이다.

뇌 성장은 특별하거나 멀리 있는 것이 아니다. 우리가 이미 하고 있는 것에 조금 더 의식적으로 집중하고 심화하면 된다. 마치 근육을 단련하는 것과 같다. 자주 사용하면 강해지지만, 사용하지 않으면 빠르게 약해진다. 우리의 뇌 역시 마찬가지다. 생각하고 배우고 확장하는 힘을 꾸준히 단련하면 내면과 외면이 모두 건강해질 수 있다.

지금까지 이런 방법을 시도하지 않았더라도, 지금 시작하지 못할 이유는 없다. 평생 운동을 처음 도전하며 변화하는 나이 지긋한 회원을 본 적이 있는가? 늦었다고 생각하는 순간이 가장 빠른 출발점이다. 지금 이 순간이 바로 변화의 시작이 될 수 있다.

매일 조금씩 나아지기 위해 노력하는 그 시간은 이미 우리를 더 나은 방향으로 이끌고 있다. 오늘의 작은 결심이 내일의 나를 더 강하고 단단하게 만들 것이다. **이 과정에서 얻는 성장과 변화는 무엇보다도 가치 있는 여정이 될 것이다.**

싸우면 7일, 도망가면 40년

"싸우면 7일, 도망가면 40년"이라는 말은 모세가 이스라엘 백성을 이끌고 가나안으로 가던 중, 싸움을 피해 광야에서 40년을 헤맨 이야기에서 유래했다. 40년 후 이들은 가나안을 정복하는 데 겨우 일주일이 걸렸다.

이 이야기에서 우리가 배울 점은 단순히 맞서 싸우라는 메시지가 아니다. 마땅히 해야 할 도전을 회피한다면 필연적으로 고통을 마주한다는 사실을 알아야 한다는 것이다.

3~4년 차 강사 시절, 나는 몸을 제대로 만들고 싶어 피트니스 대회에 출전하기로 결심했다. 선수 트레이닝도 받으며 3개의 대회를 목표로 하고 준비했지만, 월 수업 250개 이상과 하루 16연속 수업을 하면서 도저히 해낼 수 없을 것 같았다.

그렇게 목표로 했던 대회들을 하나둘 포기하게 되었고, 마지막 대회가 어느새 15일 앞으로 다가왔다. 대회에 출전하고 싶었던 열정은 사라지면서, 몸무게는 최소 8kg는 감량해야 하고 복장과 포징 등 준비된 것이 하나도 없었다. 어느샌가 이전 대회를 포기했을 때와 똑같은 변명을 하고 있었고, 그런 내가 너무 싫었다.

그래서 모든 걱정을 뒤로하고 대회에 참가하기로 했다. 그때 15일간의 경험은 아직도 잊을 수가 없다. 근육이든 지방이든 우선 살부터 빼겠단 생각으로 닭가슴살, 고구마만 300g씩 먹으면서 새벽 6시, 오후 11시 하루에 두 타임씩 운동을 했다. 열정으로 불타고 있어서인지 잠을 줄여도 전혀 피곤하지 않았다.

그렇게 15일 지난 뒤, 결국 원하는 몸 상태로 출전하진 못했지만 걱정했던 체중, 복장, 포징 등은 모두 준비해서 나갈 수 있었다. 준비된 모든 게 만족스러운 건 아니었지만 출전하기로 한 순간부터 대회까지 최선을 다했던 15일간의 노력에 결코 부끄러움은 없었다.

그래서였을까? 첫 대회에서 운 좋게도 3등과 베스트 포토상까지 수상할 수 있었다. 이러한 경험은 내게 '하면 된다'가 아니라 '후회할 바엔 도전하는 게 낫다'는 교훈을 남겼다.

미국의 심리학자 토머스 길로비치(Thomas Gilovich)는 "인간은 한 일을 후회하기보다 하지 않은 일을 더 후회한다"고 말했다. 행동을 취하지 않음으로써 생기는 미련과 후회가 결국 우리를 더 괴롭힐 수 있다는 뜻이다. 15일간의 노력은 부끄럼이 없었지만, 성적은 과분하게 느껴져 오히려 부끄러웠다. 그게 바로 다음 해 대회를 결심하는 계기가 되었다. 더 오랜 시간 열심히 준비했고 그에 비해 만족할 만큼의 성적은 아니었지만 모든 부분에 후회란 없었다.

지금까지 날 계속해서 성장시킨 동력은 이렇듯 스스로에게 후회 없는 순간들이라 생각한다. 돌이켜 보면, 그때 대회에 참가하지 않았다면 내 삶은 크게 달라졌을 것이다. 도전을 택함으로써 나는 후회 없이 사는 법을 배웠고, 그런 경험은 내 삶의 모든 부분에 긍정적인 영향을 미쳤다.

싸우면 7일, 도망가면 40년. 도전과 고통을 피하려 할 때, 우리는 잠재적인 성장과 기회를 거부할 수 있다. 그렇게 오랜 시간 고통과 후회 속에 살지도 모른다.

그러니 용기를 내어 도전하자. 안 하고 후회하는 것보다 하고 후회하는 것이 낫다. 성장은 물론, 생각보다 더 큰 보상이 있을지도 모른다.

하지만 도전하지 않으면 어떤 일이 일어날지는 아무도 모른다. 그러니 도망가지 마라. 맞서 싸워라.

기회는 만드는 사람의 몫이다

성장에 목말라 있던 5년 차 무렵, 매달 수업을 250개씩 진행하고 있었지만 정작 원하는 성장은 이루지 못하고 있었다. 바로 그 시점에, 우연히 아파트 피트니스 관리자 자리를 제의받아 면접을 보게 되었다. 면접 후, 전임 관리자와 대화할 기회가 있었다. 그는 내가 성장하고 싶어 이곳에 왔다고 얘기하자, 이곳에서는 배울 것도 없고 PT 수요도 없다며, 왜 이곳에 오려고 하냐며 되레 적극 근무를 만류했다. 돈보다는 성장을 위해 더 많은 시간을 확보하고자 결심했던지라 그의 말에 깊은 고민에 빠졌다. 이런 나의 고민을 친한 친구에게 털어놓았을 때, 그는 단호하게 말했다.

"그건 그 사람이라서 그런 거지. 너라면 다르지 않을까?"

이 말을 듣고 나는 이직을 결심했다. 내가 할 수 있는 노력을 다해 보기로 했다. 먼저, 피트니스 전체 구조를 면밀히 파악하였다. 그중 가장 문제로 보였던 PT 운영 프로그램부터 개선하기로 결심했다. 이직했을 당시 PT로 인수인계받게 된 인원은 3:1 그룹 PT 3팀, 총 9명이었다. 우선 번잡하게 진행되던 수업 시간표를 주 3회 반과 주 2회 반으로 나누었다. 그리고 3:1 그룹 PT에서 4:1 그룹 PT로 인원을 늘리고 가격을 인하하고, 시간대별로 3 타임씩 늘려 총 24명을 수용할 계획을 세웠다.

또한, 내 프로필과 함께 그룹 PT 전용 전단지를 만들어 아파트 게시판을 활용해 홍보했다. 그러는 사이 기존 수업 형식은 기구 사용법을 알려 주는 것에서 순환 운동, 리커버리, 다이어트 등 그룹 PT에 효과적인 프로그램으로 전부 바꿔서 진행했다.

그 결과, 입소문이 빠르게 나서 일한 지 한 달이 되기 전에 그룹 PT 인원이 모두 마감되었고, 대기자 명단까지 생겼다. 시간이 지나며 대기자들은 대기가 줄어들지 않자 1:1 수업으로 전환했다. 그러다 보니 그룹 수업을 듣기 전에 그룹 레벨에 맞추기 위해 1:1 수업을 먼저 듣는 것이 일반적인 흐름이 되었다. 그렇게 1:1 수업까지도 정원을 꽉 채운 채로 운영되었다.

무엇이 이런 결과를 만들었을까 생각해 보면 마인드셋의 차이가 아니었을까 한다. 전임 관리자도 분명 실력이 부족한 사람은 아니었다. 그 또한 좋은 자리에 스카우트되어 이직할 정도로 뛰어난 사람이었다. 내가 그보다 특출나게 뛰어난 것도 아니었다.

하지만 나 스스로도 '해보겠다'라는 의지가 더 강했다고 생각한다. 안 된다는 생각보다는 늘 된다고 생각하며, 지금까지 시도하지 않았던 모든 것을 내가 잡을 기회로 보았다.

N년 차 강사들에게 하고 싶은 말은, **기회는 만드는 사람의 몫이라는 것이다.** 위기가 기회가 되는 건 물론이고, 누군가에겐 아무것도 아닌 순간이 누구에게는 기회가 될 수 있다. 운도 무시할 수 없지만, 그때 내 주된 목적은 단순히 PT 수업을 늘리는 것이 아니었다. 나는 관리 경험을 배우고, 나만의 시간을 확보하는 걸 더 큰 목표로 삼았다.

하지만, 'PT 수요가 없다'는 말에 동의하지 않았고, 수요가 있음을 증명하고 싶어 도전했고 그 결과는 성공적이었다. 밑져야 본전이라는 말처럼 난 잃을 게 없는 도전 속에 또 성장할 수 있었다.

이렇듯 성장의 기회는 어디에든 있다. 단, 성장하려는 사람에게 말이다. 그러니 기회를 기다리지 말고 스스로 기회를 만드는 노력을 해 보자. 남들이 내게 안 된다고 하는 일 대부분은 실제로 도전해 볼 법한 일이었다. 언제나 그랬던 건 아니지만, 그 일을 꼼꼼히 따져 보면 항상 더 잘할 수 있는 방법이 있었고, 안 될 일에 실패한다고 해도 내가 잃을 건 없었다.

도전해 보는 것만으로도 가치가 있고, 안 되는 일을 성공시킨 경험은 더 큰 가치가 있었다. 그러니 도전하라. 그런 사람에게는 위기도 기회가 되는 법이다.

모두를 스승으로 만드는 마인드셋

무능력한 상사는 최고의 스승이다

주변 환경이 지금 나에게 영 맞지 않다고 느끼는가? "이곳에선 더는 배울 게 없어"라고 생각하는가? 그렇다면 오히려 행운이다. 당신은 이제 무언가를 시도해 볼 수 있는 천혜의 환경에 있다. 게다가 무능력한 상사나 팀장, 대표가 자리를 차지하고 있다면, 지금 당장 "유레카"를 외쳐라.

심리학에서는 상황을 긍정적으로 재해석하는 기법을 '리프레이밍(Reframing)'이라고 한다. 리프레이밍이란 주어진 상황을 다른 시각으로 보며 자신에게 유리한 방식으로 바꾸는 것이다. 예를 들어, "나는 성장할 수 없어", "내 주위엔 배울 사람이 없어"라고 불평할 수 있다. 그러나 이렇게 생각하는 대신 "나는 지금 무엇이든 시도해 볼 수 있는 자유로운 환경에 있어", "이곳에서 나는 관리자가 되지 말아야 할 점들을 배우고 있어"라고 리프레이밍하는 순간, 당신은 성장의 기회를 찾게 될 것이다.

리프레이밍의 실제 사례를 들어보자. A라는 피트니스 강사는 불만스러운 환경에서 일하고 있었다. 상사는 늘 지시만 내리며, 문제가 생겨도 해결책을 제시하지 못했다. A는 처음엔 불만이 컸다. 하지만 이내 생각을 바꾸기로 했다. 상사가 하지 못하는 문제 해결을 자신이 시도해보는 기회로 삼은 것이다.

그 결과, A는 팀 내에서 문제 해결 능력을 인정받았고, 스스로의 능력을 더 키울 수 있었다. 그가 상사의 역할을 대신하며 배운 것은 단순한 문제 해결 능력이 아니었다. A는 상황을 긍정적으로 바꾸고 자신을 성장시킬 기회를 발견하는 '리프레이밍'을 실천한 것이다.

배움에서 가장 중요한 첫걸음은 '하지 말아야 할 것'을 아는 것이다. 피트니스에서도 잘못된 자세부터 교정하듯, 삶에서도 잘못된 방향을 먼저 깨닫는 것이 중요하다. 무능력한 관리자는 그런 점에서 훌륭한 반면교사가 될 수 있다. 그들은 당신이 절대로 따라 해서는 안 되는 행동들을 보여주며, 실수하지 않도록 돕는 스승 역할을 한다. '백문이 불여일견(百聞不如一見)'이라는 말처럼, 직접 보고 경험하는 것만큼 강력한 배움은 없다.

나 역시 비슷한 경험을 했다. 대표로서 직원들에게 이렇게 말하면 안 된다는 것, 팀장으로서 이런 요구는 지나칠 수 있다는 것을 깨달았던 적이 있다.

이 책의 도입부에서 밝힌 것처럼 나는 인생에서 스승을 만난 적이 없다고 생각했다. 하지만 돌이켜보면 내게는 수많은 스승이 있었다. 마치 연탄재가 묻은 사람의 얼굴을 보며 내 얼굴을 세수할 수 있었던 것처럼, 나 또한 그을려 있었을 테지만 타인 덕분에 나 자신을 개선할 기회를 가졌다. 그러다 보니 그럴 수 없는 지금이 되레 아쉽기도 하다.

우리가 간과하는 것 중 하나는, 무능력하다고 생각되는 관리

자에게도 분명 배울 점이 있다는 사실이다. 그들의 입장에서 상황을 바라볼 수 있다면, 그들의 행동을 더 잘 이해하고 배울 점과 피해야 할 점을 모두 얻을 수 있다. 그들을 돕는 과정에서 함께 성장해 보는 것도 좋은 방법이다.

결국, 피트니스 업무는 팀워크로 이루어진다. 모든 팀 구성원이 마음에 들 수는 없지만, 어떤 환경에서도 목표를 향해 나아가야 한다. 주어진 환경을 탓하기보다, 나를 발전시킬 수 있는 기회로 삼아라. 결국 성장할 것인지, 그저 한탄할 것인지는 당신의 '마인드셋'에 달려 있다.

마지막으로 히어로들을 떠올려 보자. 그들은 언제나 도전과 악당 앞에 서 있다. 그 악당들이 없었다면 그들은 진정한 히어로가 되지 못했을 것이다. 당신의 삶에서도 무능력한 상사나 힘든 환경이 '악당'처럼 느껴질 수 있다. 하지만 그들을 장애물로만 볼 것인가, 아니면 당신의 성장을 돕는 디딤돌로 삼을 것인가는 전적으로 당신의 선택에 달려 있다.

모든 성장은 완만한 길을 걷는 것이 아니라, 계단을 올라가는 것과 같다. 때로는 벽에 부딪혀 힘든 순간을 마주하게 될지도 모른다.

그러나 그 벽을 뛰어넘는 순간, 우리는 다음 단계로 나아간다. 그 벽을 넘도록 도와주는 것이 바로 그 '악당들'이다. 당신이 직면한 도전과 어려움이 성장의 기회임을 깨닫는다면, 이들이 당신을 더 강하게 만들어 줄 것이다. 당신은 이 어려움을 발판 삼아, 더 큰 성장을 이룰 수 있다.

이제 선택은 당신에게 달려 있다. **이 도전과 '악당'들을 디딤돌로 삼아 더 강해질 것인가, 아니면 그저 장애물로만 여길 것인가?** 성장의 길은 결코 평탄하지 않지만, 포기하지 않고 나아가는 자만이 진정한 승리를 쟁취할 수 있다. 당신이 히어로가 될지는 당신의 선택에 달려 있다.

셋이 모이면 무조건 스승이 있다

공자가 말하길, "세 사람이 길을 가면 그중에 반드시 나의 스승이 있다. 그중에 좋은 사람을 가려서 그 훌륭한 점을 따르고, 그중에 안 좋은 사람이 있으면 그 나쁜 점으로 내 잘못을 고친다."(『논어』 술이편 21장)

공자의 말처럼 주변 사람들로부터 배울 점은 언제나 존재한다. 배울 것이 없다고 느껴지면, 그건 아마도 서로 지식을 충분히 나누지 못했기 때문일 것이다. 지식은 나눌 때 그 진정한 가치가 드러나기 때문이다. 이런 점에서 대화는 배움을 촉진하는 강력한 수단이다. 우리의 생각은 대화를 나누는 과정에서 자연스럽게 발전한다.

대화를 효과적으로 이끌기 위해서는 상대방의 말을 귀 기울여 듣고 그 의미를 깊이 이해하는 것이 중요하다. 이 과정에서 상대방의 의견에 공감하거나 자신의 관점을 덧붙이는 것도 대화를 풍부하게 만드는 요소가 된다. 이러한 상호작용은 대화 속에서 서로의 아이디어를 나누고 새로운 시각을 발견할 수 있는 기회를 제공한다. 일상에서도 이러한 경험은 자주 일어난다.

예를 들어, 운동을 주제로 대화를 나눈다고 생각해 보자. 몇 시간도 순식간에 흘러가곤 한다. 간단한 대화에서 더 깊이 있는 대화로 발전하려면, 자신의 개인적인 경험을 먼저 꺼내거나 평소 생각에 대한 상대방의 의견을 묻는 등 생각을 공유하는 노력이 필요하다.

이러한 대화는 서로가 함께 성장하는 경험을 제공하며, 단순히 책에서 얻는 지식과는 또 다른, 더 풍부하고 만족스러운 지적 경험을 안겨 준다.

대화의 이점을 최대한 누리기 위해서는 정기적이고 원활한 소통이 필수적이다. 이를 실현하기 위한 방법으로 '살롱'이나 '스터디'를 추천한다. 이 방법은 세 명 이상만 모이면 바로 시작할 수 있으며, 정해진 주제를 중심으로 서로의 생각을 나눔으로써 대화의 깊이와 밀도를 한층 높일 수 있다.

살롱은 '응접실'을 뜻하는 프랑스어로, 과거 귀족 부인들은 자신의 살롱을 개방하여 자유롭게 토론을 벌였다. 현재는 누구나 자신의 의견을 자유롭고 수평적으로 나눌 수 있는 공간으로 자리 잡았다. 거창한 공간이 필요한 게 아니다. 직원 휴게실 정도만 되어도 충분하다. 그곳에서 하나의 주제에 대해 대화를 나누는 것도 훌륭한 살롱 활동이 될 수 있다.

스터디는 여러 사람이 모여 특정 주제나 분야를 함께 배우고 토론하는 활동을 뜻한다. 예를 들어, 운동학 전공 서적인 『뉴만 키네시올로지』를 공부하기 위해 센터 강사들이 모여 스터디를 진행할 수 있다. 각자 파트를 나눠 공부한 뒤 모여서 발표하는 방식으로 진행할 수도 있고, 같은 파트를 여러 사람이 공부해 와 서로 다른 해석과 관점을 공유할 수도 있다.

방법은 다양하지만, 스터디의 핵심은 특정 주제에 대한 이해를 깊게 하고 서로의 관점을 배울 수 있다는 점에 있다. 더불어 스터디는 참여자들이 서로에게 스승이 되어주는 가장 간단하면서도 효과적인 학습과 대화 방식 중 하나이다.

첫걸음으로, 일상에서 쉽게 접할 수 있는 운동을 주제로 한 살롱을 시작해보자. 관심 있는 주제가 있다면 스터디를 구성해 깊이 있는 토론을 나누는 것도 좋은 방법이다. 주변 사람들과 함께 배움의 즐거움을 나누며 서로 성장하는 선순환을 경험할 수 있다. 중요한 것은 어떤 상황에서든 이를 실천으로 옮기는 것이다. 참여한 이들 모두 지속적으로 성장하며 발전하는 놀라운 변화가 펼쳐질 것이다.

살롱이든 스터디든 특별한 장소가 필요한 것은 아니다. 대화가 배움의 최고의 방법임을 깨닫는다면, 어떤 장소도 살롱이 될 수 있고, 어떤 모임도 스터디로 변할 수 있다. 적어도 세 사람이 모인다면 어디서든 스승을 만날 수 있다. 대화를 통한 배움은 우리가 살아가는 모든 순간과 공간에서 실현될 수 있다.

스스로를 깨우는 10가지 질문

피트니스 강사로서 우리는 익숙한 환경에서 늘 해 오던 방식에 안주하기 쉽다. 하지만 진정한 자기 발전을 원한다면, 그 안정적인 경계를 넘어서야 한다. '지피지기(知彼知己)면 백전백승(百戰百勝)'이라는 옛말이 있다.

하지만 우리는 상대방을 파악하려는 노력에 비해 정작 자신은 잘 모르는 경우가 많다. 진정한 승리를 위해서는 자아 성찰을 통해 자신을 깊이 이해하는 것이 더 중요하다. 이번 장에서는 피트니스 강사로서 자신을 성찰하고, 내면의 스승을 발견하는 방법을 찾아볼 것이다. 이 과정을 통해 강사로서 더 나은 결정을 내리고, 자신만의 운동 철학을 정립하여 전문성을 넓힐 수 있다.

이 모든 시작은 자신을 더 깊이 이해하는 과정, 즉 자아 성찰에서 시작된다. 이를 위해 지금부터 스스로에게 질문 10가지를 해 볼 것을 권한다.

01 피트니스 강사로서 나의 가장 큰 동기는 무엇인가?

02 내가 가르치는 운동의 중요성은 무엇인가?

03 어떤 종류의 운동을 선호하며 그 이유는 무엇인가?

04 어떤 유형의 회원을 선호하고, 싫어하는가?

05 운동을 통해 개인이 성취할 수 있는 가장 중요한 것은 무엇인가?

06 성공적으로 운동을 가르치기 위해서 어떤 노력을 하는가?

07 자신의 몸과 마음은 어떻게 관리하는가?

08 피트니스 강사로서 자랑스러운 순간과 후회되는 순간은 언제인가?

09 피트니스 강사로서 나의 장단점은 무엇인가?

10 피트니스 강사로서의 꿈은 무엇인가?

이 질문들에 답하는 과정은 스스로 강사로서의 정체성을 재구성하고 전문성을 강화하는 데 큰 도움을 준다. 이는 단순히 지식을 넓히는 것을 넘어, 자신과 깊은 대화를 나누며 내면의 목소리를 듣고, 나만의 운동 철학과 조화를 이루는 과정이다.

예상치 못한 질문에 답하다 보면, 자신이 생각했던 것보다 더

괜찮은 사람임을 깨닫게 될지도 모른다. 내면의 스승은 외부의 어떤 스승도 제공할 수 없는 깊이 있는 통찰과 답을 제시한다. 특히 답하기 어려운 질문일수록 몰랐던 자신의 모습을 발견할 수 있어 그 의미가 더욱 크다.

만약 질문에 답하는 것이 불편하게 느껴진다면, 그것은 그동안 마주하지 못했던 자신의 부족한 부분일 수 있다. 이러한 불편함을 따뜻하게 받아들이는 태도가 성장에 큰 도움이 된다. 피트니스 강사로서 자신을 온전히 이해하고 받아들이는 것, 그것이 바로 이 질문들이 가진 핵심이다.

내면의 스승은 삶의 나침반과 같다. 우리 모두의 내면에는 스스로를 이끌어줄 스승이 존재한다. 이 스승을 발견하고 그 가르침을 삶에 적용할 때, 우리는 바람직한 성장의 방향을 찾을 수 있다.

자아 성찰은 끊임없는 내면과의 대화에서 시작된다. 이 대화를 통해 우리는 스스로에게 꾸준히 질문을 던지고 그에 대한 답을 찾아가야 한다. 이러한 과정은 자신이 가고자 하는 삶의 방향과 목표를 더욱 명확히 설정하는 데 큰 도움을 준다.

내면의 스승과의 대화는 끝없는 가르침을 준다. 그러나 우리는 SNS 시대 속에서 답을 외부에서 찾거나 타인과 자신을 비교하려는 안타까운 모습을 자주 목격한다. 하지만 진정한 답은 외부가 아닌 내부에 있다. 자신만의 답을 찾지 못한 상태에서 타인과 비교하는 것 자체가 모순이다.

그러므로 내면에서 우러나오는 가르침을 통해 강사로서, 그리고 인간으로서 어떻게 성장할 수 있을지 깊이 통찰해보자. 내면의 스승이 전하는 지혜는 우리가 원하는 삶과 방향으로 나아갈 수 있도록 돕는다.

진정한 답은 항상 우리 내면에 존재한다는 사실을 잊지 말자.

우물 안에서 벗어나라: 외부 강의 고르는 법

지금까지 어떤 환경에서든 배울 요소를 찾아 성장하는 방법에 관해 얘기했다. 이제는 새로운 경험을 위해 밖으로 나가 보려 한다. 바로 우물 안에서 벗어나 외부에서 그 답을 찾는 것이다.

우물 안 개구리처럼 좁은 시야에 머물지 않으려면, 제한된 환경에서 비롯되는 '인지적 편향'에서 벗어나는 것이 중요하다. 인지적 편향이란 경험에 의한 추론으로 인해 잘못된 판단을 내리는 것을 의미한다. 특히 그중에서도 '확증 편향'은 이미 믿고 있는 정보만을 수용하고 다른 가능성이나 해석을 배제하게 만든다. 이러한 편향이 있을 경우 새로운 아이디어를 받아들이거나 다양한 관점을 가지기가 어렵다.

따라서 우리는 우물 밖으로 나아가 넓은 세상을 마주해야 한다. 여기서 말하는 우물 밖으로의 이동은 단순히 물리적인 이동이 아니라, 새로운 지식과 시각을 확보하기 위해 다양한 사람들과 교류하고 배움을 이어가는 것을 의미한다.

이러한 노력을 통해 우리는 인지적 편향을 극복하고, 보다 객관적이고 폭넓은 판단력을 갖출 수 있다. 이는 결국 우리의 전문성을 강화하고 더 큰 성장을 이루는 기반이 될 것이다.

가장 간단한 방법으로 외부 강의를 들어 보는 것을 추천한다. 하지만 아무 강의나 듣다 보면 돈과 시간을 낭비할 수 있다. 외부 교육비로만 수천만 원을 투자했던 경험을 바탕으로, '외부 강의 들을 때 주의해야 할 4가지'를 정리해보았다.

첫째, 첫 기수 교육은 신중히 선택하자.

1기로 교육을 듣는 것이 반드시 나쁘다는 뜻은 아니다. 강의자 입장에서도 첫 기수라고 해서 부족하지 않으려 노력하지만, 아무래도 서툴 수밖에 없는 경우가 많다. 강의 내용이 완벽하더라도, 처음 만나는 수강생들의 반응이나 분위기를 예상하기 어렵기 때문이다. 무엇보다 시간이 지날수록 강의는 자연스럽게 더 나아질 가능성이 크다.

물론 시간이 지났다고 해서 무조건 좋아지는 것도 아니고, 첫 기수에서 보여준 강사의 열정을 후속 기수에서 대체하지 못할 때도 있다.

그러나 강의는 강사 혼자 만드는 것이 아니라, 수강생과의 상호작용을 통해 완성되는 법이다. 이러한 점을 고려했을 때, 첫 기수 강의는 굳이 도전하지 않는 것이 더 현명한 선택일 수 있다.

둘째, "A는 B다"처럼 단정 짓는 강의는 피하자.

SNS에서 "A는 B다"라고 단정적으로 말하는 내용을 종종 접하게 된다. 예를 들어, 어떤 이는 벤치프레스를 할 때 견갑을 후인하라고 하고, 또 다른 이는 후인하지 말라고 한다. 이런 상반된 의견을 접하다 보면 누구의 말이 맞는지 혼란스러울 때가 많다.

이럴수록 확답형으로 가르치는 강의는 피하는 것을 추천한다. 처음에는 확신에 찬 강의가 이해하기 쉽고 편하게 느껴질 수 있다. 하지만 N년 차 강사라면 다를 것이다. 확답을 제시하는 강의보다는 상황에 따른 다양한 접근법을 가르쳐주는 강의가 더 유익하다.

스스로 사고할 수 있어야 흔들리지 않는 기준을 세울 수 있다. 그러한 기준을 바탕으로 성장하기 위해 때로는 새로운 것을 더하고, 때로는 과감히 빼는 유연성이 필요하다. 따라서 단정적인 답변 대신 다각적인 시각과 접근법을 제시하는 강의를 선택하자.

셋째, 듣고 싶은 말만 하는 강의는 피하자.

강의를 선택할 때는 확증 편향에 빠지지 않도록 주의해야 한다. 사람은 본능적으로 자신이 이미 알고 있거나 믿고 있는 정보를 확인해주는 내용을 찾게 된다.

그러나 이러한 경향은 우리의 성장을 방해할 수 있다. 다양한 접근법과 새로운 기술을 제시하는 강의가 아닌, 단순히 듣고 싶은 말만 하는 강의는 주의해야 한다. 편향에서 벗어나야만 사고 방식을 확장하고, 다양한 접근 방식을 통합할 수 있는 능력을 키울 수 있다.

익숙함에 안주하지 말고, 새로운 관점과 도전을 받아들이는 강의를 선택하자. 그것이 진정한 성장을 위한 첫걸음이다.

넷째, 외부 강의에 지나치게 의존하지 말자.

조금 전까지는 외부 강의를 들어보라고 추천했는데 이제는 의존하지 말라니, 다소 모순처럼 들릴 수도 있다. 그러나 외부 강의는 새로운 배움의 환경을 제공하기 위한 도구일 뿐, 그 자체로 모든 것을 얻으려는 태도는 오히려 학습의 본질과 맞지 않는다.

강의만으로는 완벽한 학습이 이루어질 수 없다. '학습'이라는 단어를 뜯어보면 '배우고(學) 익힌다(習)'는 뜻이다. 즉, 배움으로 끝나는 것이 아니라, 스스로 익히는 과정을 통해 비로소 학습이 완성되는 것이다.

결론적으로 학습을 완성시키는 것은 강의가 아니라, 익히고 적용하는 '나'다. 강의를 듣는 것만으로 학습이 끝났다고 착각하지 말자. 익혀야 내 것이 되고, 이를 활용해 다른 사람에게 설명하거나 가르칠 수 있을 때 진정한 지식으로 자리 잡는다. 강의는 단지 시작일 뿐, 나머지는 스스로의 노력에 달려 있다.

위 4가지를 유념한다면, 새로운 배움과 도전을 통해 인지적 편향을 극복하고 전문성을 강화하는 데 큰 도움이 될 것이다. 추가로 조언을 하자면, 강의에서 깨달음 하나만 얻어도 충분히 가치 있는 시간이라는 마음가짐을 가지는 것이 좋다. 기대를 과하게 하면 실망도 커지기 마련이다. 100을 바라보다가 오히려 돈과 시간만 낭비하게 되는 경우가 많다. 이는 결국 새로운 도전을 망설이게 하는 결과가 발생한다.

교육은 듣는 사람보다 행하는 사람의 몫이 더 크다. **100을 얻으려 욕심내기보다 하나를 제대로 배우고 활용할 줄 아는 사람이 되길 바란다.** 이렇게 내면과 외부 환경에서 배움을 추구하며 성장할 수 있는 기반을 마련한다면, 어느 순간 전문가로서의 길을 걷고 있는 자신을 발견하게 될 것이다.

이제 더 이상 우물 안에 머물지 말고, 과감히 벗어나 넓은 세상으로 나아가라. 그곳에는 무한한 배움과 성장의 기회가 기다리고 있다.

스승을 만나는 가장 쉬운 방법

수많은 스승을 찾아 헤맸던 나의 여정은 결국 독서라는 최고의 스승과의 만남으로 귀결되었다. 독서는 내 삶에 가장 깊은 통찰을 선사했을 뿐만 아니라, 배움이란 시공간의 제약 없이 언제 어디서든 가능하다는 귀중한 깨달음을 안겨주었다.

이러한 독서의 가치는 동서고금의 위대한 사상가들도 깊이 공감했다. 소크라테스는 "남의 책을 읽는 데 시간을 보내라. 남이 고생한 것으로도 자신을 쉽게 바꿀 수 있다"라며 독서를 통한 간접 경험의 중요성을 강조했다. 아나톨 프랑스는 "내가 인생을 안 것은 사람과 접촉했기 때문이 아니라 책과 접촉했기 때문이다"라고 하여 책이 지닌 심오한 통찰의 힘을 말했으며, 현대 작가 스티븐 킹은 "책은 휴대할 수 있는 마법이다"라는 시적 표현으로 독서의 무한한 가능성을 예찬했다.

역사를 통틀어 수많은 위인들이 한결같이 독서의 가치를 역설해왔다. 독서는 시공간의 경계를 초월하여 인류의 위대한 지혜를 자유롭게 흡수할 수 있게 해주는 유일무이한 통로이다. 더욱 경이로운 것은, 책을 펼치는 순간 세계 곳곳의 석학들이 마치 마법처럼 우리의 개인적인 스승으로 변모한다는 점이다.

독서는 우리 뇌의 전방위적 발달을 촉진하는 탁월한 활동이다. 독서 과정에서 시각 피질, 언어 영역, 전두엽, 해마, 감정 중추, 중뇌 등 다양한 뇌 영역이 동시에 활성화되며, 이는 언어 이해력과 추상적 사고, 기억력, 정서적 반응 등 광범위한 인지 기능의 향상으로 이어진다. 더욱 주목할 만한 점은 독서가 뇌의 신경 가소성을 증진시켜 인지능력 향상은 물론, 창의성 개발과 정서적 안정감 증진에도 기여한다는 것이다. 이처럼 독서는 우리가 손쉽게 실천할 수 있는 가장 효과적인 뇌 발달 촉진제라 할 수 있다.

국내 성인의 절반 이상이 1년 동안 단 한 권의 책도 읽지 않는다는 충격적인 현실이 있다. 2023년 문화체육관광부의 '국민 독서실태 조사'에 따르면, 성인의 연간 종합독서율은 43%에 그쳐, 한 줄의 책이라도 읽는다면 이미 상위 절반에 진입하는 셈이다. 더욱 놀라운 것은 독서 인구마저도 연간 평균 4.5권이라는 소극적인 독서량을 보인다는 점이다.

즉, 1년에 5권만 읽어도 상위 25%라는 경이로운 위치에 오를 수 있는 것이다. 이러한 맥락에서 피트니스 업계라는 특수성을 고려한다면, 꾸준한 독서 습관만으로도 해당 분야에서 상당히 차별화된 경쟁력을 확보할 수 있을 것이다.

피트니스 강사를 게임 캐릭터에 비유하면, 독서를 하지 않는 강사는 단순히 힘 수치만 극대화하는 일차원적 전사와 다를 바 없다. 그러나 현대의 소비자들은 단순히 운동을 잘하는 전사형 강사보다는, 운동의 원리를 이해하고 이를 효과적으로 전달할 수 있는 서포터형 전문가를 선호한다. 이제는 단순한 체력 향상을 넘어 지적 역량을 키워야 할 시점인 것이다. 이러한 지식 습득의 가장 효율적인 방법이 바로 독서다. 놀랍게도 두 달에 한 권, 연간 6권만 읽어도 상위 25%에 진입할 수 있다. 더욱이 독서는 뇌의 성장을 촉진하여 우리의 의사결정 능력을 획기적으로 향상시킨다. 선택의 연속인 삶에서, 이는 현명한 판단을 내릴 확률을 높여주며, 이러한 현명한 선택들이 쌓여 강력한 복리 효과로 돌아오는 것이다.

지금부터 독서를 시작하고자 하는 이들을 위해 핵심적인 세 가지 조언을 전하고자 한다.

효과적인 독서를 위한 첫 번째 원칙은 '선택적 독서'이다. 모든 내용을 완독해야 한다는 부담감에서 벗어나, 자신에게 의미 있게 다가오는 부분에 집중하는 것이 중요하다. 특히 사전에 5개 정도의 서평을 탐색하면 책의 핵심을 파악하기가 용이하며, 이는 자연스러운 몰입으로 이어져 학습 효율을 높이고 독서의 즐거움까지 더해준다.

두 번째 원칙은 '몰입적 독서'로, 주인공의 관점에서 내용을 체험하듯 읽는 것이다. 이는 단순한 관찰자가 아닌 직접적인 경험자로서 책의 내용을 받아들이는 방식이다. 이러한 접근은 상황에 대한 깊은 이해와 공감능력 향상으로 이어진다. 비판적 분석은 이러한 공감적 이해가 선행된 후에 진행하는 것이 바람직하다. 타인의 이야기를 관조적으로 바라보는 것이 아닌, 자신의 경험처럼 받아들일 때 더욱 풍부한 통찰을 얻을 수 있다.

마지막 원칙은 '반복적 독서와 내재화'이다. 에빙하우스의 망각 곡선을 고려할 때, 한 권의 책이라도 최소 두 번 이상 읽어 지식을 온전히 자신의 것으로 만드는 것이 중요하다. 첫 독서에서는 핵심 내용을 형광펜으로 표시하고, 두 번째 독서에서는 이를 중심으로 한 심화 학습을 진행한다. 이후 개인적 견해와 부가 정보를 더해 정리하는 과정을 통해 책의 내용을 진정한 자신만의 지식으로 승화시킬 수 있다. 이러한 내재화 과정은 효과적인 독서에서 가장 핵심적인 단계라 할 수 있다.

이 글을 읽고 있는 당신은 이미 상위 50%에 진입했다. 이제 다음 단계로 나아가 두 달에 한 권이라는 작지만 강력한 목표에 도전해보자. 진정한 실력 향상은 일시적인 반짝임이 아닌, 지속 가능한 성장 환경을 구축하는 데서 시작된다. 책과 가까이하는 습관을 들이는 것은 곧 어떤 상황에서도 성장할 수 있는 토대를 마련하는 것과 같다.

책의 주인공이 되어, 읽히는 부분부터 읽고, 반복해 읽고 정리하는 것. 이 모든 것이 부담스럽다면, 단 하나의 방법만 실천해보는 것으로 시작해도 충분하다. 당신은 이미 절반의 승리를 이뤄낸 주인공이니, 그 자부심으로 새로운 도전을 시작해보자.

N년 차가 꼭 갖춰야 할 마인드셋

좋은 강사가 되기 전에 먼저 좋은 사람이 돼라

피트니스 센터 대표들과 '좋은 강사의 조건'에 대해 이야기를 나눈 적이 있다. 놀랍게도 뛰어난 피지컬이나 높은 매출, 전문성과 같은 일반적인 요소들은 논의의 대상조차 되지 않았다. **대표들은 한결같이 "인성이 좋아야 좋은 강사"라고 단언했다.** 이는 깊은 토론 이전에 이미 모두가 공감하는 전제였다.

인성이란 한 사람의 태도와 행동을 아우르는 총체적 특성이다. 좋은 인성을 가진 사람은 타인에게 따뜻함과 친절함을 전하며 긍정적인 영향력을 행사한다. 우리가 '좋은 사람'이라고 부르는 이들의 모습을 떠올려보라. 그들은 자연스러운 존재감으로 주변에 긍정적인 에너지를 전파하지 않는가.

진정한 의미의 좋은 강사는 단순한 운동 지도자를 넘어선다. 그들은 회원들에게 운동 동기를 부여하고 건강한 삶으로 인도하는 길잡이가 된다. 전문성을 바탕으로 회원들의 삶의 질 향상을 위해 헌신하며, 그들의 건강한 미래를 함께 설계해 나간다.

좋은 강사의 영향력은 회원과의 관계를 넘어 동료들과의 상호작용에서도 빛을 발한다. 이들이 만들어내는 긍정적인 분위기는 점차 확산되어 센터 전체의 문화를 형성하기에 이른다. 좋은 분위기가 감도는 공간에는 반드시 그것을 이끄는 좋은 사람이 있기 마련이다.

반면, 아무리 뛰어난 실력을 갖추었다 해도 인성이 결여된 강사는 회원의 진정한 성장보다는 단기적 이익에만 집중한다. 이러한 강사와 함께하는 회원들은 신체적 변화를 이루더라도 그 과정에서 신뢰와 감사를 느끼지 못한다. 목표 달성 이상의 어떤 가치도 공유하고 싶지 않기 때문이다.

인성이 부족한 강사는 동료 관계에서도 부정적인 영향을 미친다. "곁에 있는 사람이 꼴 보기 싫을 때가 가장 힘들다"는 말처럼, 이러한 부정적 존재는 센터의 분위기를 해치고 결국 시간이 흐르며 실력과 무관하게 도태되고 만다. 대표들이 다른 모든 조건을 제치고 인성을 최우선으로 꼽은 것은 바로 이러한 이유에서다.

N년 차 강사들에게 묻고 싶다. 혹시 초심을 잃고 인성의 측면에서 후퇴하고 있지는 않은가? **좋은 강사가 되기 전에 먼저 좋은 사람이 되어야 한다.** 회원들의 건강과 행복을 최우선으로 생각하며, 그들의 삶에 긍정적인 변화를 이끌어내는 존재가 되어야 한다. 이것이야말로 경력과 관계없이 모든 강사가 잊지 말아야 할 핵심 가치이다.

내 가치는 내가 만든다

피트니스 강사는 다양한 요구와 기대 속에서 쉽게 휘둘릴 수 있는 환경에 놓여있다. 이러한 상황에서 일관된 품질과 서비스를 유지하기 위해서는 확고한 운동 철학과 명확한 기준이 필수적이다.

현장의 실제 사례를 보자. 열정적이고 친절한 5년 차 강사 K는 두 가지 고민을 안고 있었다. 첫번째는 회원들의 목적에만 맞추다 보니 자신이 추구하는 수업을 하지 못한다는 점과, 두번째는 회원들이 수업을 자주 취소한다는 것이었다. 그의 지나치게 순응적인 태도를 고려할 때, 이러한 문제들은 예견된 것이나 다름없었다. 이에 나는 강사로서의 가치는 스스로 만들어가야 한다는 점을 강조하며, **'철학'과 '기준'**이라는 두 가지 해결책을 제시했다.

피트니스 강사에게 철학은 중심축이 되어준다. 예를 들어 '통증 없는 운동'이라는 철학을 가진 강사는, 회원의 요구를 고려하되 통증을 유발할 수 있는 운동에 대해서는 전문가적 소신을 가지고 단호하게 조언한다. 이러한 확고한 철학은 단순히 회원의 요구에 순응하는 것보다 더 큰 신뢰를 얻게 해준다.

명확한 기준은 트레이닝의 품질을 결정짓는 핵심 요소다. 예약 취소에 대한 명확한 정책을 수립하는 것처럼, 구체적인 기준은 서비스의 일관성을 유지하고 고객과의 신뢰 관계를 구축하는 데 도움을 준다.

강사로서의 가치 확립은 자신의 신념과 중요 가치를 명확히 정의하는 것에서 시작된다. 이는 의사결정과 회원과의 상호작용에 있어 중요한 지침이 된다. 이 과정에서는 지속적인 자기 성찰과 전문성 개발이 필수적이며, 시장의 변화에 맞춘 유연한 조정 능력도 요구된다.

K의 사례는 이를 잘 보여준다. 그는 '회원의 건강을 최우선으로 하는 운동'이라는 철학을 정립하고 수업 취소에 대한 명확한 기준을 세움으로써, 오히려 더 높은 신뢰와 만족도를 이끌어냈다.

피트니스 강사에게 '철학'과 '기준'은 독자적 가치를 확립하고 성공적인 경력을 쌓는 데 필수적인 요소다. 깊은 성찰을 통해 자신만의 확고한 철학과 기준을 정립하라. 그것이 바로 당신의 고유한 가치를 만들어가는 길이다.

세상에 나쁜 회원은 없다

 피트니스 강사가 겪는 주요 스트레스 요인 중 하나는 회원과의 관계다. 때론 과도한 요구나 부정적인 태도에 직면하기도 하지만, 이때 반드시 기억해야 할 핵심 원칙이 있다. 바로 '세상에 나쁜 회원은 없다'는 것이다. 이러한 마인드셋은 강사가 감정에 휘둘리지 않고 전문가다운 태도로 회원을 대할 수 있게 해준다.

 회원의 모든 행동과 반응은 그들만의 고유한 욕구와 경험의 표현이다. 피트니스 강사의 역할은 이러한 회원의 입장을 이해하고, 그들의 건강 증진을 돕는 것이다. 까다로운 요구조차도 강사의 성장을 위한 새로운 도전이 될 수 있다. 단, 이는 무조건적인 순응을 의미하는 것이 아니다.

 내 경험을 예로 들어보겠다. 체중 감량을 목표로 운동을 시작한 한 회원은 지속적으로 운동을 중도 포기하고, 식단 관리에도 실패했으며, 인바디 결과에 대해 불만을 표출했다. 처음 세 번의 만남은 쉽지 않았지만, 깊은 대화를 통해 회원의 진정한 고민을 이해하게 되었다. 운동의 필요성은 인정하지만 그로 인한 스트레스가 컸던 것이다.

나는 "회원님을 돕고 싶습니다. 하지만 회원님의 협조 없이는 불가능합니다. 할 수 있는 범위에서 조금씩 바꿔가보시죠"라며 진솔하게 접근했다. 실현 가능한 운동량과 식단을 함께 설정하고 2주 단위로 점검하기로 약속했다. 이러한 진정성 있는 소통은 효과를 발휘했고, 회원은 천천히지만 꾸준히 변화했다.

결과적으로 인바디 수치가 개선되었고, 신뢰 관계가 구축되었으며, 궁극적으로 목표 체중에도 도달할 수 있었다.

강사는 결코 먼저 소통의 창을 닫아서는 안 된다. 긍정적인 대화를 통해 회원의 의견을 경청하고, 이를 프로그램에 반영하며, 개별화된 접근 방식을 모색해야 한다. 이를 통해 신뢰를 구축하고 궁극적으로 좋은 결과를 이끌어낼 수 있다.

회원과의 관계가 때로는 도전적일 수 있지만, 이는 더 나은 강사로 성장하는 과정의 일부다. '세상에 나쁜 회원은 없다'는 마인드셋은 회원을 더 효과적으로 지원하게 해주며, 오히려 회원들은 강사의 성장을 돕는 스승이 될 수 있다.

법적, 도덕적 문제를 일으키는 극히 예외적인 경우를 제외하면, 소위 '진상' 회원이란 존재하지 않는다.

오히려 까다롭게 느껴졌던 회원도 그들의 욕구를 진정으로 이해하고 충족시킨다면 가장 열성적인 지지자로 거듭나게 된다. 이러한 변화의 시작점은 바로 '세상에 나쁜 회원은 없다'는 마인드셋이다.

트레이너가 트레이닝만 하면 망한다

"트레이너가 오로지 트레이닝만 하면 망한다." 이 말은 우리 센터의 '일 잘하는 7가지 기준' 중 가장 핵심적인 원칙이다. 언뜻 들으면 모순처럼 들릴 수 있다. 마치 축구 선수에게 축구만 하면 망한다고 하는 것처럼 말이다. 하지만 이는 현대 피트니스 시장에서 단일 역량만으로는 진정한 차별화를 이루기 어렵다는 현실을 반영한다. 오늘날의 피트니스 강사는 단순한 운동 지도자를 넘어서 다양한 부분에 전문가여야 한다.

1. 다원화된 역할의 중요성

현대의 트레이너는 건강 컨설턴트, 라이프스타일 조언자, 동기부여 제공자 등 복합적인 역할을 한다. 이러한 다면적 접근은 회원들의 궁극적 목표 달성을 돕고, 서비스의 가치를 점차적으로 높인다.

2. 장기적 경쟁력 확보

트레이닝에만 집중하는 것은 시장의 변화와 회원들의 다양한 요구를 놓치는 근시안적 접근이 될 수 있다. I자형 강사가 단일 전문성에 집중한다면, T자형 강사는 전문성을 기반으로 폭넓은 역량을 개발한다. N년 차 강사는 이러한 전문성을 바탕으로 회원의 삶 전반에 긍정적 영향을 미칠 수 있어야 한다.

3. 현장 피드백을 통한 개별적 대응

이론적 지식도 현장에서 활용되지 않으면 의미가 없다. 나 역시 책에서 많은 것을 배울 수 있다고 했지만, 책에서 얻은 지식도 현장에서 활용되지 못하면 결국 죽은 지식일 수밖에 없다. 트레이너는 회원들의 반응을 직접 관찰하고, 이를 바탕으로 서비스를 지속적으로 개선해야 한다. 이 과정에서 회원 개개인에게 진정으로 필요한 맞춤형 서비스를 제공할 수 있다.

4. 지속적인 발전과 다양한 접근

트레이너는 피트니스 시장의 가장 중심에서 활동하는 사람이다. 예를 들어, 나는 트레이닝을 하면서도 계속해서 트레이닝에 필요한 용품 개발을 꿈꾸고, 실제로 개발하고 있다. 거기서 더 나아가 시장에서 필요한 새로운 교육 프로그램을 구상하고 펼쳐 나가고 있고, 트레이너들이 읽었으면 하는 실용 서적도 집필하고 있다. 대표이자 N년 차 강사인 나 또한 이렇게 지속적으로 트레이닝 방식을 개선하고 이를 통해 시장에서의 위치를 강화시키고 있다. 가장 현장에 맞닿아 있는 사람으로서 대중들이 직접 겪는 문제들을 해결하기 위해 노력하는 것이다. 그런 불편한 문제들을 개선하기 위해 노력하다 보면 남들이 이루지 못했던 혁신을 이뤄낼 수 있다.

결론적으로, 피트니스 시장에서의 지속 가능한 성장은 트레이닝 능력만으로는 달성하기 어렵다. 다양한 역량 개발, 깊이 있는 회원 관계 구축, 지속적인 발전이 필요하다.

N년 차 강사라면 더욱 넓은 시야로 시장을 바라보고, 다각적 접근을 통해 대체 불가능한 가치를 창출해야 한다. **트레이너가 오로지 트레이닝만 하면 망한다는 말의 진정한 의미가 바로 여기에 있다.**

PART 4

프로 강사 마인드셋

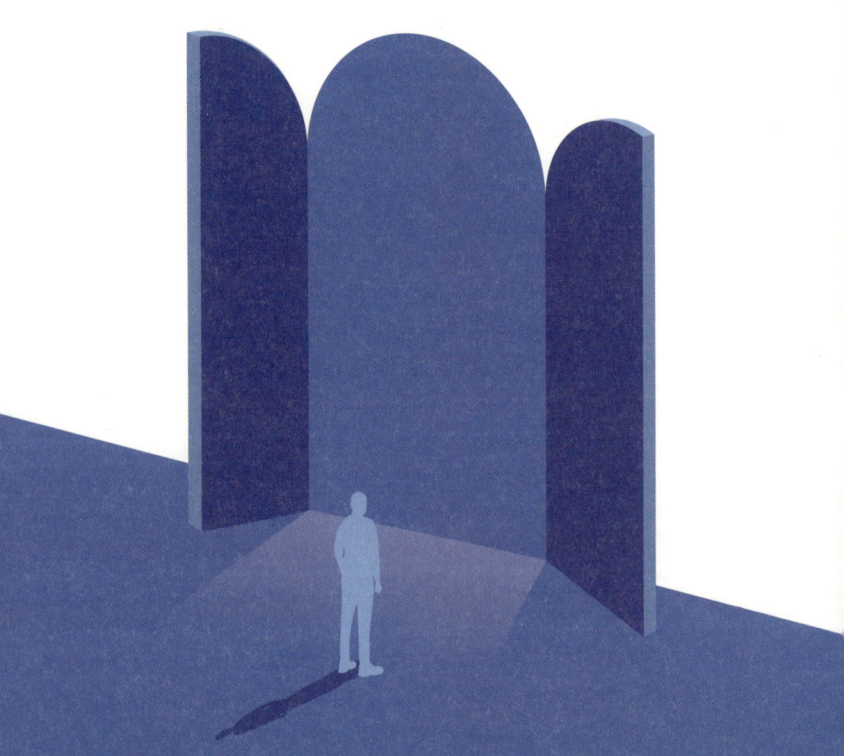

프로 강사로서 꼭 갖춰야 할
핵심 마인드셋

프로는 완급 조절로 승부한다

전문가로서의 피트니스 강사는 아마추어와 구별되는 '프로 마인드셋'이 필요하다. 프로페셔널의 길은 오랜 시간 동안 축적된 노하우와 전문성을 기반으로 하지만, **프로와 아마추어를 가르는 가장 핵심적인 차이는 '완급 조절' 능력이다.**

완급 조절은 단순히 체력 관리만을 뜻하지 않는다. 내외부적 자기 관리를 통한 장기적인 경력 발전과 일 처리 능력도 포함된다. 프로는 다양한 상황에서 필요한 균형을 유지할 줄 안다. 이런 능력은 지속적인 성장과 발전을 위해 필수적이다. 필요한 균형을 유지함으로써 프로는 에너지를 효율적으로 분배하여 필요한 순간에 최고의 성과를 발휘할 수 있다.

프로의 특징은 모든 상황에서 전력을 다하지 않는다는 것이다. 지속적인 전력 투구는 신체적, 정신적 소진으로 이어질 수밖에 없기 때문이다. 이 지점에서 프로와 아마추어의 차이가 극명하게 드러난다. 초보 강사는 과도한 열정으로 모든 순간에 전력을 다하다 결국 탈진하지만, 프로 강사는 전략적으로 에너지를 분배하여 최적의 성과를 창출한다.

메이저 리그의 전설적인 투수 그레그 매덕스는 완벽한 예다. 그는 경기 초반에는 힘을 아껴 중반 이후에 더 강한 투구를 할 수 있도록 했다. 매덕스는 경기 초반에 에너지를 비축했다가 중요한 후반부에 전력을 발휘하는 전략으로 4년 연속 사이 영 상(Cy Young Award)을 수상했다. 결정적 순간에 전력을 다할 수 있어야 한다"는 그의 철학은 진정한 프로의 모습을 보여준다.

그래서 프로는 필요한 한 방을 날릴 수 있어야 한다. 전략상 후

퇴도 결국 전진하기 위한 결정인 것처럼, 더 큰 시야를 가지고 현재를 바라볼 수 있어야 한다. 중요한 것은 해내야 할 때를 아는 것, 그리고 해낼 수 있는 실력이다. 이를 위해 프로는 끊임없이 자신을 갈고닦아야 한다.

수업 현장에서도 완급 조절은 필수적이다. 회원의 반응을 읽으며 적절한 강도를 유지하고, 자신의 컨디션을 효과적으로 관리하는 능력이 프로의 진정한 역량이다. 이러한 균형 잡힌 접근은 개인의 성장뿐 아니라 회원들에게도 최상의 서비스를 제공하는 기반이 된다. 완급 조절은 프로 강사로서 지속 가능한 성장의 핵심이다. 강약 조절을 통해 일의 질을 높이고, 생활의 균형을 잘 관리하는 것이 중요하다. 이는 개인의 발전을 넘어 회원들에게 최상의 결과를 제공한다.

결국, 프로 마인드셋을 갖추는 것은 인생의 성장에서도 큰 의미를 지닌다. 완급 조절을 통해 스트레스를 관리하고 에너지 안배를 함으로써 신체적 건강을 지속적으로 유지할 수 있다. 감정 조절과 자기 관리를 통해 정신적 안정감을 유지하여 업무에서도 성과를 극대화할 수 있다. 더 나아가, 이러한 균형 잡힌 접근은 가족과의 관계나 사회적 활동에서도 긍정적인 영향을 미쳐 전반적인 삶의 질을 향상시키는 데 기여할 것이다. 지금 이 순간부터 프로답게 완급 조절을 실천하고, 매 순간 최대한 활용하여 성장을 멈추지 마라. 그렇게 할 수 있다면 강사 생활뿐 아니라 인생을 살아가는 한 사람으로서도 진정한 성장을 이룰 수 있을 것이다.

한 번 더 되돌아보라

수업이 끝난 후, 잠시 멈춰서라. 당신의 수업을 깊이 있게 성찰하고 복기하는 시간이 필요하다. 복기는 단순한 회상을 넘어, 경험을 통해 얻은 교훈을 내면화하고 이를 다음 수업에 적용하여 더 나은 결과를 창출하는 핵심 과정이다. 과거를 되짚어 개선점을 찾아내고 이를 바로잡는 것, 이것이 복기의 본질이다. 강사로서 복기를 통해 우리는 자신의 수업을 개선하고, 더욱 효과적인 티칭법을 개발해나갈 수 있다.

이창호 기사가 **"복기는 이기는 습관을 만들고, 패배 후에는 이기는 준비를 돕는다"**고 말했듯이, 복기는 단순한 승패를 넘어선다. 이는 자신의 실력을 객관적으로 평가하고 더 나은 전략을 짜는 토대가 된다. 피트니스 현장에서도 마찬가지다. 성공적인 수업은 자신감의 근원이 되고, 부족했던 수업은 미래에 더 나은 수업을 위한 양질의 피드백이 된다.

수업이 끝나면 즉시 다음을 위한 복기를 시작하라. 효과적이었던 요소와 개선이 필요한 부분을 세밀하게 점검해야 한다. 복기는 단순히 잘못된 점을 찾아내는 것이 아니라, 그 교훈을 바탕으로 구체적인 행동 계획을 수립하는 과정이다. 회원들의 반응, 질문, 그리고 중요한 피드백에 귀를 기울여야 한다. 이렇게 얻어진 인사이트는 단순한 성찰에서 끝나는 것이 아니라, 다음 수업에 직접 적용될 수 있어야 한다. 지속적인 성찰과 실행은 우리를 더 탁월한 강사로 성장시키는 도약대가 될 것이다.

복기를 좀 더 체계적으로 하기 위해 몇 가지 기준을 세워보았다. 이 기준에 따라 스스로를 평가해보자. 각 기준은 강사로서의 전반적인 역량을 다루고 있으며, 이를 통해 자신의 강점과 약점을 명확히 파악할 수 있다. 평가 기준은 총 9가지다.

기초지식	수업 경험	강의력
/5점	/5점	/5점
자기 관리 능력	회원 관리 능력	자격증 및 학위
/5점	/5점	/5점
수업 스킬	커뮤니케이션 능력	마인드셋
/5점	/5점	/10점

이 모든 기준을 5점 만점으로 평가하되, '마인드셋'은 10점 만점으로 평가한다. '마인드셋'은 단순한 기술 이상의 중요한 요소이기 때문에, 특별한 기준으로 삼아야 한다.

- **기초지식**
  전달하는 정보의 정확성과 현대성을 점검한다.

- **수업 경험**(포트폴리오)
  수업 경험과 그 결과를 체계적으로 정리되는지 체크한다.

- **강의력**(티칭 능력)
  정보 전달이 명확한지 흥미롭게 전달하고 있는지 분석하여 체크한다.

- **자기 관리 능력**
  스트레스와 시간 관리를 잘 하고 있는지 체크한다.

- **회원 관리 능력**
  회원과의 관계 구축 및 유지 상태를 되돌아본다.

- **자격증 및 학위**
  강사로서의 전문성을 입증할 수 있는 자격증과 학위의 보유 상태를 평가한다.

- **수업 스킬**
  수업을 독창적이고 참여적으로 만드는지 평가한다.

- **커뮤니케이션 능력**
  회원들과의 소통 능력을 갖췄는지 평가한다.

- **마인드셋**
  진정성을 가지고 회원들과 대화하며, 그들의 필요와 목표에 얼마나 귀 기울이는지 평가한다.

이러한 평가 기준들은 '더 나은 강사로 성장하기' 위한 시작점이다. 30점 이하라면 전반적인 역량 강화가 필요하며, 40점 이하의 경우 특정 영역(3점 이하, 마인드셋은 5점 이하)에 취약점이 있을 가능성이 높다. 이때는 해당 영역에 집중적인 개선 노력이 필요하다. 예를 들어, 커뮤니케이션이 부족하다면 실전 연습과 관련 기술 학습을, 자기 관리가 미흡하다면 시간과 스트레스 관리 방법을 익혀야 한다.

이는 기본적인 가이드라인일 뿐, 각자의 상황과 목표에 맞는 맞춤형 기준을 설정하는 것이 중요하다.

특히 동료나 선배로부터 익명 피드백을 받는 것은 매우 효과적인 방법이다. 익명성은 더욱 솔직하고 객관적인 평가를 가능하게 하여, 성장에 필요한 방향을 명확히 제시해준다. 때로는 불편한 진실을 마주하게 될 수 있지만, 이는 진정한 발전을 위한 소중한 자산이 된다.

프로 강사의 성장은 일상적인 복기와 꾸준한 개선에서 비롯된다. 매일의 수업을 돌아보고, 작은 변화라도 지속적으로 시도하는 것이 발전의 원동력이 된다.

매일의 노력이 쌓여 더 나은 내일을 만들어간다. 지금 바로 당신만의 기준을 세우고 복기를 시작하라. 오늘의 헌신은 반드시 내일의 성공으로 이어질 것이다.

스토리가 아닌 스토리텔링을 하라

브랜딩은 선택이 아닌 필수다. 치열한 경쟁 속에서 회원들이 당신을 선택할 명확한 이유가 필요하기 때문이다. 아무리 뛰어난 실력을 갖추고 있더라도 효과적인 브랜딩 없이는 초보 강사와 차별화되지 않는다. 연차와 실력이 쌓인 시점에서 브랜딩이 더욱 중요해지는 이유다.

하지만 많은 강사들이 개인 브랜딩의 중요성을 간과하고 소속 센터의 브랜드에 의존한다. 하지만 강사의 진정한 자립도는 회원들이 '당신'을 보고 찾아왔는지에 달려있다. 센터의 이름만 보고 오는 상황이라면, 이는 당신의 브랜딩이 시급하다는 신호다.

브랜딩은 단순히 이름을 알리는 것이 아니다. 당신의 가치와 철학을 전달하고, 회원들이 당신을 신뢰하고 따를 수 있도록 만드는 것이다. 따라서 브랜딩은 프로 강사로 거듭나기 위해 반드시 갖춰야 할 요소다. 이는 불확실한 미래를 대비하는 투자이기도 하다. 피트니스 강사가 언제까지나 회사의 그늘 아래 있을 수만은 없다.

브랜딩이 구축되지 않은 강사는 회사에 지나치게 의존할 수밖에 없고, 이는 결국 불안정한 미래로 이어진다. 현재 상황이 긍정적이더라도, 자립성을 갖추지 못한 강사에게는 늘 불안정한 미래가 따라다닌다.

브랜딩에서 핵심은 스토리보다 스토리텔링이다. **훌륭한 스토리는 "무엇(스토리)을 말하는가"보다 "어떻게(스토리텔링) 말하느냐"가 더 중요하다.** 같은 경험도 어떻게 전달하느냐에 따라 청중의 마음을 움직이는 매력적인 이야기가 될 수 있다. 이 연출이 바로 스토리텔링이다.

브랜딩을 성공적으로 하기 위해서는 좋은 스토리를 만들고, 그것을 사람들의 마음속에 잘 전달할 수 있도록 스토리텔링을 해야 한다.

브랜딩을 위한 3단계 스토리텔링

첫째, 자기 자신을 객관화하라(자기 객관화)

자신을 외부에서 바라보듯 평가하고, 자신의 강점과 약점을 정확히 파악해보는 것이다. 이는 스토리 속 주인공을 파악하는 과정이다. 강사로서 당신의 특별함은 무엇인가? 회원들이 당신에게 매력을 느끼는 이유는 무엇인가?

예를 들어, 회원들이 "내가 이 강사를 선택한 이유는 그의 OO한 지도 방식 때문이야"라고 말할 수 있는 포인트를 찾아보라. 이 과정에서 자신이 가진 차별화된 강점을 구체적으로 나열해 보는 것이 도움이 된다.

둘째, 되고 싶은 나를 구성하라(목표 이미지 구축)

현재의 자신을 바탕으로 앞으로 되고 싶은 자신의 이미지를 구체적으로 그려보자. 이는 스토리 속 주인공의 방향이 된다. 당신이 꿈꾸는 강사의 모습은 어떤가? 회원들이 당신을 통해 어떤 변화를 경험하기를 원하는가?

예를 들어, "나는 회원들이 나와 함께하면서 단순히 운동만 배우는 것이 아니라, 그들의 삶의 방식까지 긍정적으로 변화시키고 싶다"라는 식으로 구체적인 목표를 설정해보라. 되고 싶은 모습을 구체적으로 그릴수록 스토리는 더 매력적으로 구성될 것이다.

셋째, 짜여진 스토리를 연출하라(스토리 연출)

이제 주인공의 스토리를 듣고 싶은 이야기로 만들어야 한다. 회원들이 당신의 이야기에 공감하고, 더 나아가 함께하고 싶게 만드는 방법은 무엇인가?

예를 들어, "나는 체중 감량을 하며 겪었던 어려움과 성공의 순간을 회원들에게 진솔하게 이야기하면서, 그들의 도전에도 용기와 희망을 주고 싶다"라는 식으로 자신의 경험을 효과적으로 전달해보자. 이러한 개인적인 경험을 바탕으로 이야기를 연출하고, 청중의 마음을 움직이는 스토리텔링을 구체화하라.

브랜딩을 해 오지 않았던 강사라면 처음 시작하는 것이 어렵게 느껴질 수 있다. 그러나 중요한 것은 지금부터라도 시작하는 것이다. 브랜딩은 미래에 대한 투자이자, 프로 강사로서의 길을 닦는 첫걸음이다. 아무리 작은 시작이라도 한 발을 내딛는 순간, 당신의 이야기는 달라질 것이다. 첫걸음을 내딛기 위해서는 간단한 행동부터 시작하라.

  소셜 미디어에 자신만의 운동 철학이나 짧은 운동 꿀팁을 정기적으로 공유하는 것으로 시작할 수 있다. 이를 통해 자신의 이야기를 더욱 많은 사람에게 알리고, 자신만의 강점과 가치를 표현할 기회를 만들어보자.

  브랜딩의 첫걸음은 자신을 외부에서 평가하는 것이다. 그런 다음, 자신이 되고 싶은 모습과 방향을 설정하고, 이를 스토리로 구성해 사람들에게 전달하는 것이다. 브랜딩은 시간이 걸리는 작업이지만, 그 과정을 통해 자신을 더욱 단단히 다져나가는 기회가 될 것이다. 당신이 걸어온 길을 스토리텔링으로 승화시키는 것이 진정한 브랜딩의 시작이다. 당신의 진정한 가치를 전달하는 방법은 스토리 그 자체보다 그것을 어떻게 전달하느냐에 달려 있다. 이를 통해 회원들이 당신을 선택할 이유를 만들고, 그들에게 감동과 신뢰를 줄 수 있어야 한다. 브랜딩은 단지 회원을 모으는 기술이 아니다. 그것은 당신의 철학과 열정을 담아, 회원들의 삶에 긍정적인 변화를 주기 위한 수단이다.

  당신의 이야기가 누군가의 가슴에 울림을 줄 때, 그 순간이 바로 당신이 진정한 프로 강사로서 자리매김하는 순간일 것이다. 브랜딩을 통해 당신만의 이야기를 세상에 알리고, 그 이야기가 당신의 미래를 결정짓는 강력한 무기가 되도록 하라. 지금이 바로 당신의 스토리텔링을 시작할 때다.

끝까지 살아남는 프로 강사

강사 경력 14년, 나는 어떻게 살아남았는가?

14년 차 강사이자 6년 차 대표로서 지난 시간을 되돌아보니, 이 치열한 시장에서 살아남을 수 있었던 핵심에는 단 하나의 답은 바로 '마인드셋'이었다. 이 책에서 마인드셋의 중요성은 이미 충분히 강조했기에, 이제는 더욱 실천적인 이야기를 나누고자 한다. 14년이라는 시간 동안 이 시장에서 살아남고 성장할 수 있게 해준, 전략이자 원칙과도 같은 세 가지 핵심 요소를 공유하려 한다.

첫째, 전문성을 높이는 데 게으르지 마라.

대표가 된 이후에도 나는 매년 최소 3개의 자격증을 취득해 왔다. 물론 자격증 자체가 전문성을 입증하는 것은 아니다. 중요한 것은 꾸준한 학습과 자기 계발이다. 전문성을 높이기 위해서는 자격증뿐만 아니라 최신 연구 자료를 탐독하고, 동료 강사들과의 교류를 통해 지식을 나누며, 실제 현장에서의 경험을 바탕으로 끊임없이 성장해야 한다.

변화하는 지식과 기술을 업데이트하려는 끊임없는 노력만이 진정성 있는 수업을 가능하게 한다. 프로 강사라면 멈추지 말고 계속해서 배워야 한다.

둘째, 자신의 희소성을 지속해서 높여라.

프로 강사라면 수업 단가를 높이고 수업 수를 줄이는 전략을 취해야 한다. 말은 쉽지만 실천하기 어려운 일임을 잘 안다. 하지만 수업 수가 이미 감당할 수 없는 정도에 이르렀고, 재등록이 대부분을 차지한다면 그때가 타이밍이다. 이 길을 계속 가고 싶다면 과감한 결정으로 전문성을 높일 만한 실질적 시간을 확보해야 한다.

대표가 되기 전, 나는 이러한 전략을 실천에 옮겼다. 수업료를 단계적으로 2배까지 인상했고, 현재는 그때보다도 더 높은 수준에 이르렀다. 이와 함께 수업 횟수는 지속적으로 감소시켜 왔다. 단기적인 수익만을 고려했다면 더 많은 수업을 진행할 수도 있었지만, 당시나 지금이나 내게는 성장에 대한 열망이 더 컸다. 이러한 결정을 통해 수업의 품질과 가치를 높이는 방향으로 장기적 발전의 토대를 마련했다.

이러한 접근은 프로 강사로서의 가치를 입증하고, 높은 단가에 걸맞은 수업의 질을 보장하며, 각각의 수업에 더욱 깊이 있게 몰입할 수 있게 해준다. 지금이 타이밍이라면 곧바로 실행하라.

셋째, 시간 속에 경력을 쌓아라.

N년의 시간이 흐르면 그것은 단순한 경과가 아닌 진정한 경력이 되어야 한다. 시간의 흐름 자체가 아닌, 그 속에 축적된 노하우가 경력을 뒷받침하며 강사의 가장 큰 자산이 된다. 각 회원의 고유한 학습 스타일과 니즈를 이해하고, 이에 맞춤화된 솔루션을 제공하는 능력을 갖추어라. 다양한 케이스별 노하우를 체계적으로 포트폴리오화하고 프로그램으로 기록하라. 어떤 회원이

찾아와도 당신의 경력과 노하우를 체감할 수 있게 한다면, 시장에서의 생존은 자연스러운 결과가 될 것이다.

이 세 가지 원칙은 결국 하나의 명확한 명제로 수렴된다.

'이 분야에서 진정한 전문가가 되어라.' 이는 14년 차인 나에게도 여전히 무게감 있는 과제다. 그러나 적어도 '전문가'를 목표로 삼았기에 지금까지 살아남을 수 있었다. 전문가의 길을 걷는다는 것은 매일을 새로운 학습과 성장의 기회로 삼고, 각 순간을 최대한 활용하는 끊임없는 여정이다. 이러한 노력은 '이 일을 언제까지 할 수 있을까'라는 불안감을 '내가 이 분야에서 얼마나 더 큰 영향을 끼칠 수 있을까'라는 기대감으로 전환시켜 준다.

프로 강사의 자리는 단순한 지식의 축적만으로는 도달할 수 없다. 그것은 지식을 활용해 실질적인 변화를 창출할 수 있는 능력, 즉 회원의 삶에 의미 있는 영향을 미칠 수 있는 역량까지 포함해야 한다. 프로로 가는 과정은 단순한 경력 축적이 아닌, 그 경력을 통해 사람들의 삶에 긍정적인 변화를 만들어내는 여정이다.

회원들과의 깊이 있는 소통을 통해 그들의 목표 달성을 돕고, 그 과정에서 자신도 함께 성장하는 것이 바로 프로의 길이다. 이는 매 순간 배움과 성찰, 그리고 변화를 실천하는 연속적인 과정이다.

자, 힘을 내자! 포기하지 말고 끊임없이 배우며 성장하여 더 큰 영향력을 발휘할 그날까지!

끝까지 살아남는 방법

인디언이 기우제를 지내면 반드시 비가 온다는 말이 있다. 이유는 단순하다. **인디언은 비가 올 때까지 기우제를 지내기 때문이다.** 이 우스갯소리가 주는 통찰은 깊다. '될 때까지 한다'는 각오로 임하면 불가능은 거의 존재하지 않는다. 말 그대로, 될 때까지 하면 되는 것이다. 끝까지 살아남는 비결은 인디언이 그러듯 끈기를 가지는 것이다.

14년 차 피트니스 강사로 있으면서 업계에서 떠나는 수많은 강사를 목격했다. 적성의 불일치로 떠나는 경우도 있었지만, 재능이 있음에도 포기하는 이들을 보며 안타까움을 느꼈다. 그들에게 부족했던 것은 노력으로 충분히 극복 가능한 '끈기'였다.

"강한 사람이 살아남는 것이 아니라 살아남는 사람이 강하다"라는 말처럼, 알고 지내는 대표들과 대화해 보면 지금껏 우여곡절을 겪지 않은 사람은 없었다. 포기할 이유가 그들에게도 있었다. 포기한 이들과 그들의 차이는 포기하지 않았다는 점, 그뿐이다. 그 결과 지금처럼 나는 그들과 만나 대화할 수 있었다. 앞선 장에서 초심, 방향성, 커뮤니케이션, 실천력 등을 얘기해 왔다. 그 모든 부분도 결국 끝까지 살아남아야 쓸모가 있는 법이니, 끈기만큼 중요한 건 없을지 모른다. 교과서적인 답 같지만, 사람들에게 널리 알려진 건 그만큼 성공의 기본적인 소양이라는 뜻이기도 하다. 끈기는 사전적으로 '쉽게 단념하지 않고 끈질기게 견디어 나가는 기운'이라는 의미인데, 그 뜻 그대로 끈질기게 견디는 게 가장 중요하다.

학창 시절, 선생님들은 "교사 생활 몇십 년을 하다 보면 어떤 학생이 어떤 학교에 갈지 딱 보여"라고 자주 말씀하셨다. 마찬가지로, 나도 피트니스 강사들의 일하는 태도를 보면 그 사람이 어떤 마인드셋을 가지고 있는지 알 수 있다. 그들은 일을 대하는 방식에서 분명한 차이를 드러낸다. 일이 주어졌을 때, 사람들은 두 부류로 나뉜다: 일을 해내는 사람과 그렇지 못한 사람. 이 둘의 결정적인 차이는 그들의 미래에 큰 영향을 미친다. 해내는 사람들의 성공 요인은 실력이나 재능보다 더 중요한, **바로 집념과 끈기에 있다.**

당나라 대시인 이백의 고사에서 유래된 '마부작침(磨斧作針)'이라는 사자성어가 있다. 이백은 어릴 때 스승을 모시며 산에서 공부했다. 그러나 곧 공부에 싫증을 느껴 산을 내려오는데, 그 길에서 도끼를 갈고 있는 할머니를 만났다. 이백이 무슨 일을 하느냐 묻자, 할머니는 도끼를 갈아 바늘을 만들려 한다고 답했다. 이백이 코웃음을 치자, 할머니는 "중도에 포기하지 않으면 도끼도 바늘이 될 수 있다"고 말했다.

이 말을 듣고 깨달음을 얻은 이백은 다시 산으로 돌아가 학문에 전념했고, 훗날 시선(詩仙)이라고 불리며 중국 역사상 가장 유명한 시인이 되었다. 이백의 일화처럼 포기하지 않으면 무엇이든 가능하다.

대부분 문제는 시간이 해결해 준다. 작정 버티라는 것이 아니다. 시간을 가지고 끊임없이 노력하라는 의미다. 포기하는 순간 목표 달성의 가능성은 완전히 사라지지만, 포기하지 않는 한 성공의 확률은 항상 존재한다. 너무 복잡하게 생각할 필요 없다. 최선을 다하고 있다면 그것으로 충분하다. 포기하지 않으면, 비는 반드시 올 것이다.

프로는 아낌없이 나눌 줄 안다

혼자서는 절대 멀리 갈 수 없다. 그러나 피트니스 시장에서는 각자도생하는 모습, 홀로 서기에 익숙한 강사가 꽤 많다. 웨이트 트레이닝, 필라테스, 요가 같은 대부분의 피트니스 운동군이 팀 스포츠가 아니라 개인화된 운동이기 때문일지도 모른다. 각자 자기 목표를 향해 혼자 운동하는 것이 일반적이기 때문에, 강사들 또한 자신의 영역에서 홀로 성공을 이루고자 하는 경향이 강하다.

예를 들어, 웨이트 트레이닝을 하는 사람들은 개인의 발전을 위한 트레이닝을 통해 한계를 계속해서 시험한다. 필라테스나 요가 수업에서도 개인의 유연성과 강인함을 키우기 위해 본인의 자세에 집중하여 수련한다. 이러한 개인화된 환경에서 성장해

온 강사들은 다른 강사들과 지식이나 경험을 나누기보다는, 자신만의 스타일과 방법을 고수하는 경우가 많다.

하지만 진정한 프로라면, 더 멀리, 더 높이 도약하고자 한다면 반드시 함께 나아가야 한다. 나는 그 첫걸음으로 쌓아 온 지식과 경험을 아낌없이 나누기를 권한다.

나눔을 손해로 여기는 이들도 있다. 하지만 우리는 이미 '교학상장(敎學相長)'의 경험을 이미 하고 있지 않은가. 회원을 가르치며 강사 스스로도 성장하는 것처럼, 지식의 나눔은 오히려 이득이 된다. 아무리 풍부한 지식도 표현되지 않으면 진정한 지식이 될 수 없다. 나눔을 통해 지식은 완전히 내 것이 되고 지혜로 거듭난다. 그러니 나눔은 결코 손해가 아니다.

'가진 게 없다'는 생각에 주저한다면, 가까운 곳에서 시작해보자. 경험이 적은 동료나 초보 강사들에게 자신의 경험을 나누어 보자. 그들에게 멘토가 되어 주면서 당신 역시 나눌 만한 지식을 많이 가졌다는 사실을 알게 되는 건 물론, 초심을 되찾고 일을 바라보는 새로운 관점도 갖게 될지 모른다. 멘토링은 단순히 지식을 나누는 것을 넘어서 깊은 인간적 연결 고리를 형성한다. 이런 관계와 경험은 함께 나아가는 기초를 마련하기에 더욱 중요하다.

더 넓은 시야를 가지고 외부와도 나눠 보자. 살롱이나 스터디 운영, 세미나 개최, SNS와 블로그를 통한 지식 공유 등 방법은 다양하다. 비교적 쉬운 방법으로는 SNS와 블로그를 통해 본인이 가진 생각과 지식을 공유해 보는 것이 있다. 스스로 영감을 얻는 것은 물론, 외부에 자신의 전문성을 알릴 수 있는 절호의 기회가 될 것이다. 준비하는 과정에서 자신의 한계를 시험하고, 알고 있는 것과 모르는 것의 경계도 더욱 명확히 알 수 있다. 이것 또한 나눔이 주는 교훈이다.

중요한 건 '나누는 것' 그 행위 자체이다. 처음부터 큰 걸음을 내딛기가 두렵다면 작은 나눔으로 시작 해보자. '혼자'가 아닌 '함께'라는 선택이 중요하다.

혼란스러운 시장에서 서로 지원하고 함께 성장할 동료를 떠올려보라. 당신에겐 사소한 지식이 누군가의 인생을 바꾸는 전환점이 될 수 있다. 나눔은 받는 이는 물론 당신도 성장하게 만든다. 이것이 바로 '기버(Giver)'의 시작이자, 더 멀리 나아가기 위한 '함께' 성장의 방법이다.

이제는 대표자로 거듭나라

당신이 대표가 되었다고 상상해보라. 처음 그 생각을 했을 때의 설렘을 느껴보자. 현실의 걱정은 잠시 접어두고, 주위의 성공한 대표들을 떠올리며 자문해보자. '저들과 비교해 내가 부족한 건 무엇일까?', '그 자리에서 나는 어떤 일을 해낼 수 있을까?' 이런 질문들은 불안과 흥미를 동시에 자극한다. 실제로 대표직을 상상하면, 강한 자신감을 가진 사람조차 망설임에 빠진다. 이러한 불안은 부족한 용기, 미숙한 실력, 미진한 준비를 반영한다. 그렇기에 대표가 되기 위한 준비와 간접 경험이 필수적이다. 꿈꾸는 모습이 될 미래를 그리며, '대표자 마인드셋'을 미리 갖추는 것이다.

나는 아파트 피트니스 매니저 시절, '대표자 마인드셋'을 경험할 기회를 얻었다. 그동안 주인의식을 가지고 일했다고 생각했지만, 실질적인 책임을 맡게 되자 모든 것이 달라졌다. 행정, 관리, 기구 관리, 청소, 고객 관리까지 모든 업무가 온전히 내 몫이 되었다. 그때 느낀 무게와 책임감은 말로 표현할 수 없었다. 돌이켜보면 이 경험이 없었다면 얼마나 많은 시행착오를 겪었을지 모른다. 그만큼 이 시기는 나를 진정한 리더로 성장시킨 결정적 계기였다.

대표의 시각으로 센터를 바라보는 경험은 매우 중요하다. 센터의 구조와 운영을 전체적으로 이해하면, 세부적 문제부터 전략적 결정까지 모든 것이 새로운 관점에서 보인다. 자신의 강점과 약점이 명확히 드러나며, 맡고 있는 역할의 깊은 의미와 목적이 더욱 분명해진다. 이건 마치 책의 목차를 보며 전체 내용을 파악하는 것과 비슷하다. 자신이 센터 안에서 맡는 역할과 해야 할 일을 명확히 정의하면 전문성은 한층 더 강화될 것이다.

만약 전체 시스템을 이해하는 도중 낯선 분야가 눈에 띈다면, 그 분야를 맡겠다고 나서 보는 것도 좋다. 예를 들어, 상담 분야를 맡겠다고 한다면, 대표자 입장에서 바로 맡기기는 어려운 만큼 상담하는 법을 알려 주기 위해 노력할 것이다. 거기서 더 나아가면 상담 기회를 줌으로써 당신의 성장을 독려할 수도 있다. 이런 적극적인 자세는 대표에게 좋은 인상을 주게 되고, 자연스럽게 당신의 가치를 높게 평가할 것이다. 처음엔 어렵고 벅차 보일지 모르지만, 그게 바로 성장의 기회다.

낯선 영역에 도전하는 것은 쉽지 않지만, 이런 도전을 통한다면 '일의 그릇'을 키울 수 있다. 그렇게 일의 그릇이 커지면 꿈과 목표도 함께 커지는 걸 경험하게 될 것이다. 그러니 약점을 공략하고, 두려움을 넘어서라.

'대표자 마인드셋'을 가지는 것만으로도 내가 일을 대하는 태도와 결정할 때의 모습도 달라진다. 지금 당신에게 주어진 모든 기회를 활용해 대표자 마인드셋에 도전하라. 이 새로운 관점은 당신을 자연스럽게 성장의 길로 이끌 것이다. 이 시점에서 다시금 초보 강사 시절부터 N년 차 강사가 되기까지의 시간을 생각해 보라. 얼마나 많은 일이 있었던가? 그 길에서 겪은 수많은 도전과 변화 속에서도 꾸준히 성장해 온 바로 당신이다.

대표가 될 생각이 없다고 해도 기억하라. 모든 큰 변화는 작은 결심에서 시작된다. 나 역시 오랫동안 대표가 되는 것에는 큰 욕심이 없었지만, 시간이 흐르며 내 방향이 명확해졌다. '대표자의 마인드셋'에 도전하는 것은 단순히 직위의 변화가 아닌, 관점을 확장하고 갖가지 상황을 해결할 수 있는 능력을 개발하는 과정이다.

그러니, **지금 대표가 되었다고 상상하고, 대표자 마인드셋으**

로 센터를 바라보자. 당신 앞에 새로운 세상이 펼쳐지고, 미지의 가능성을 향한 첫걸음을 내딛게 될 것이다.

EPILOGUE
끝이 아닌 시작

[피트니스 마인드셋]은 이제 막을 내린다. 14년간의 여정에 작은 쉼표를 찍는 순간이다. 되돌아보니, 이 길은 결코 순탄치 않았다. 수많은 도전과 경험이 모여 지금의 나를 만들었음을 새삼 깨닫는다. 이 책을 읽는 모든 이들이 비슷한 상황에서 나보다 더 현명한 선택을 하길 바라며, 과거와 현재의 생각을 담았다. 누군가에게 내 이야기와 경험을 진솔하게 풀어내는 것 자체가 나에게는 큰 도전이었다. 하지만 그 도전이 있었기에, 이 순간이 더욱 특별하게 다가온다.

이기적인 목표를 이룬 지금, 새로운 바람이 생겼다. 이 책이 더 많은 이들에게 읽히고 도움이 되길 바란다. 순이익 전액을 기부하기로 한 만큼, 더 큰 나눔으로 이어지길 기대한다. 이기심과 이타심의 경계에서, 이 책에 진심을 담았음을 고백한다. 나는 선순환을 믿는다. 비록 서툴렀을지라도, 이 책에 담은 마음이 좋은 방향으로 전해질 것이라 믿는다.

우리는 모두 각자의 길을 걷고 있다. 그 길이 아무리 험난하고 외로울지라도, 포기하지 않는다면 반드시 도달할 목적지가 있다. 내가 걸어온 길이 그러했듯, 당신도 자신만의 이야기를 써내려갈 것이다. 흔들리고 좌절할 때가 있더라도, 방향만은 잃지 않길 바란다. 그 과정에서 얻은 모든 것들이 결국 당신을 더욱 단단하게 만들어줄 것이다.

나를 만나는 모든 이들이 그 접점에서 반드시 '하나'를 얻어가길 바란다. 그것이 인생의 한 순간으로 남아, 무언가를 느끼고 깨닫게 되기를 바란다. 이 책도 마찬가지다. 복잡할 것 없이, 단 '하나'만 얻어갔으면 좋겠다.

그것이 무엇이든, 그 하나가 당신의 삶에 의미 있는 변화를 일으키길 바란다. 누군가의 삶에 무엇 하나를 남긴다는 것은 참으로 값진 일이다.

나는 믿는다.
그 하나가 이 책의 마무리가 아닌,
또 다른 시작이 될 것임을.

피트니스 마인드셋

초판1쇄	| 2025년 2월 28일
발행	| 2025년 2월 28일
지은이	| 차범걸
기획	| 북티베이션
출판사	| 비엠북스
가격	| 19,800원
ISBN	| 979-11-990436-1-9

책쓰기 컨설팅 문의 Instagram/book.tivation

피트니스 대표와 강사들을 위한 하이엔드 브랜딩, 북티베이션

* 이 책은 저작권법에 따라 보호받는 저작물이므로 무단전재와 무단복제를 금지하며, 이 책 내용의 전부 또는 일부를 이용하려면 반드시 저작권자와 비엠북스의 서면동의를 받아야 합니다.
* 잘못된 책은 구입하신 서점에서 바꿔드립니다.
* 책값은 뒤표지에 있습니다.